**ELIAZAR OCAÑA ZAVALETA
EPIGMENIO CASTILLO
BRAULIO VALLES DE LA MORA**

Manejo sustentable y sostenible en la producción de Cratylia argentea

ELIAZAR OCAÑA ZAVALETA
EPIGMENIO CASTILLO
BRAULIO VALLES DE LA MORA

Manejo sustentable y sostenible en la producción de Cratylia argentea

Cratylia argéntea una opción en la complementación proteica en el ganado Bovino en pastoreo

Editorial Académica Española

Imprint

Any brand names and product names mentioned in this book are subject to trademark, brand or patent protection and are trademarks or registered trademarks of their respective holders. The use of brand names, product names, common names, trade names, product descriptions etc. even without a particular marking in this work is in no way to be construed to mean that such names may be regarded as unrestricted in respect of trademark and brand protection legislation and could thus be used by anyone.

Cover image: www.ingimage.com

Publisher:
Editorial Académica Española
is a trademark of
Dodo Books Indian Ocean Ltd. and OmniScriptum S.R.L publishing group

120 High Road, East Finchley, London, N2 9ED, United Kingdom
Str. Armeneasca 28/1, office 1, Chisinau MD-2012, Republic of Moldova, Europe
Printed at: see last page
ISBN: 978-620-2-12317-4

Prologo

La ganadería en México es una de las actividades más importante dentro los sistemas de producción agropecuario, dando lugar a la economía del país, sin embargo dentro de las unidades de producción podemos encontrar algunas limitantes en el desarrollo de estas empresas ganaderas, en los que se encuentran aspectos de medicina preventiva, genéticos, reproductivos, uno no menos importante; la alimentación, esto ocurre en todos los sistemas, uno de ellos son los sistemas especializados, pero aún más marcados; en los sistemas de alimentación en pastoreo, donde por un lado; el manejo de las pasturas; no es el adecuado; y por otro lado, que generalmente se utilizan monocultivos como: las (gramíneas tropicales) las cuales son pobres en proteína (9-10 %), aunado a eso, son altas en fibras, por lo tanto bajas en digestibilidad menor 60%), y por si fuera poco, presentan una estacionalidad durante el año, esto debido al efecto del clima (temperatura, humedad y horas luz), al respecto, la época más crítica para estas regiones de trópico húmedo; es el invierno, donde existe una baja temperatura y un alto porcentaje de humedad, pero el fotoperiodo es muy corto, lo que hace que las pasturas no crezcan, considerando estos aspecto; debemos echar mano de otros herramientas, utilizando otras plantas forrajeras como las leguminosas; de las cuales existe una diversidad: con diferente comportamiento: de los cuales podemos mencionar las siguientes: Rastreras, arbóreas y arbustivas como es el caso de la leguminosa *Cratylia argéntea*, la cual es una planta que tiene las características para desarrollarse en suelos de baja fertilidad, ácidos y bien drenados, resistente a la sequía por más de seis meses, y por si fuera poco, es una leguminosa alta en proteína (23-24%) por lo que es altamente recomendable para los sistemas de producción de leche y carne de los bovinos en pastoreo en el trópico.

CAPITULO I

Establecimiento de *Cratylia argéntea* y producción de semilla en áreas tropicales

Deisy Lorena Flórez Gómez, Óscar Javier Cerinza Murcia,
Karen Viviana Osorio Guerrero y Eliazar Ocaña Zavaleta.

Introducción

Las leguminosas forrajeras se han implementado en su establecimiento con el propósito de obtener un mejoramiento en la alimentación del ganado bovino de los sistemas ganaderos en las regiones tropicales y subtropicales, en la cual esta planta ha sido ampliamente utilizada por su potencialidad en la calidad de la pastura (rica en proteína que va de 18-hasta 24%) con esto mejorar los sistemas de producción animal, especialmente de rumiantes. Entre las leguminosas arbustivas se encuentra el género *Cratylia*, caracterizado principalmente por su capacidad de adaptación a suelos ácidos, así como por soportar ciclos prolongados de sequía de alrededor de 6 meses, por mantener alta producción de biomasa, responder positivamente al corte y ser un excelente complemento proteico y de alta digestibilidad, que puede ser usado en fresco o en ensilaje incluso en pastoreo, asociado a una gramínea o como banco de proteína (Argel & Lascano, 1995, Ocaña, Z, E, 2017). En México existen una gran variedad de especies de leguminosas de comportamiento rastrero, arbustivo y arbóreo donde los sistemas de producción ganaderos en su mayoría utilizan gramíneas que no son de muy buena calidad nutritiva, por lo que es de suma importancia el uso de esta leguminosas en estos sistemas, en México la actividad ganadera, aporta el 39.7 % del producto interno bruto (PIB) en esta actividad y por otro lado además aporta alimentos a los hogares mexicanos, convirtiéndose en una de las cadenas de mayor importancia y contribución al crecimiento económico del país, con más de 33,2 millones de cabezas de ganado a nivel nacional en una encuesta nacional agropecuaria, (ENA 2020,). Por lo que en las áreas tropicales existentes de México, con poca precipitación y con una curva muy marcada inferiores a los 1200 mm anuales y con siete a ocho meses de sequía, es por eso se considera viable la introducción de leguminosa para la alimentación del ganado bovino, especialmente la introducción de *Cratylia argentea*. El

CEIEGT-FMVZ-UNAM, ha implementado investigaciones sobre cultivo de diferentes leguminosas para la alimentación de ganado de doble propósito, realizando mediciones tanto en producción leche con producciones de 6.5 kg/vaca/día y así como en ganancias diarias de peso (GDP) en novillas; obteniendo 800 g/día respectivamente. Por lo que el uso de la leguminosa arbustiva como *Cratylia argentea* cv. Veranera, puede ser una opción excelente como complemento alimenticio en rumiantes, por esta razón, consciente de la importancia que tiene la utilización de esta leguminosa arbustiva y en la búsqueda por mejorar la respuesta productiva de los sistemas de producción de ganado en pastoreo, hemos desarrollado una línea de investigación sobre el uso de gramíneas asociadas a leguminosas que permite generar información útil para los sistemas ganaderos del trópico; con rumbo hacia la sostenibilidad, sustentabilidad; con la intención de que estos sistemas sean rentables para los productores. Por lo tanto, el objetivo de este documento es definir de forma detallada el proceso para el establecimiento completo, desarrollo productivo y utilización de la leguminosa forrajera *Cratylia argentea* cv. Veranera, con el fin de contribuir en el conocimiento para el mejoramiento de la alimentación de los bovinos en pastoreo. Este trabajo reúne las diferentes acciones para las zonas con características similares; con respecto al clima y suelo. El presente escrito está dirigido a todas las personas, instituciones y organizaciones que tengan el interés de producir alimento de buena calidad a bajo costo, para su ganado, en forma especial; para este cultivo y a quienes estén interesados en utilizar este documento como una guía práctica en el establecimiento y en el uso requerido en la utilización de esta leguminosa en los sistemas de pastoreo de *Cratylia argentea*, desde la selección de la semilla, preparación de suelo, siembra de semilla en almacigo, extracción de la plántula y germinadas a los siete días para posteriormente sembrarla en bolsa y su trasplante definitivo en el campo, así como el mantenimiento y hasta el momento de uso, pasando por todas las etapas de desarrollo vegetativo, de cosecha y beneficio., hasta su utilización por los animales. A continuación se muestra en la fotografía (1) la plantación de Cratylia argente ya lista para el pastoreo

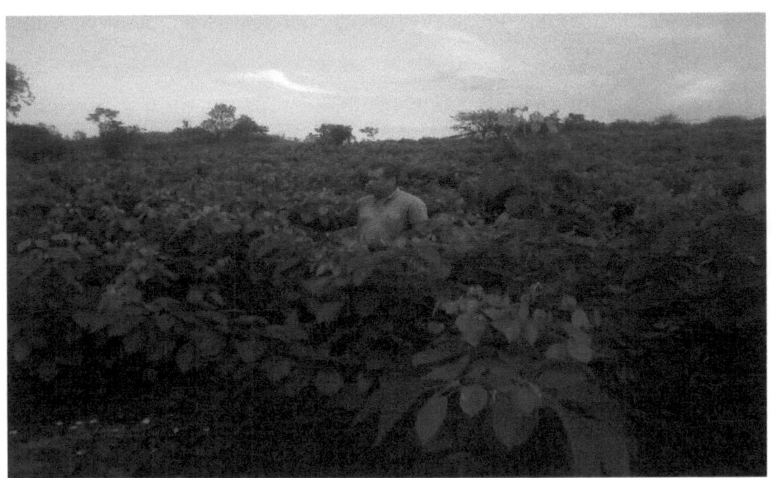

Cratylia argéntea de 1 año de edad, Fotografía 1: Eliazar Ocaña Zavaleta

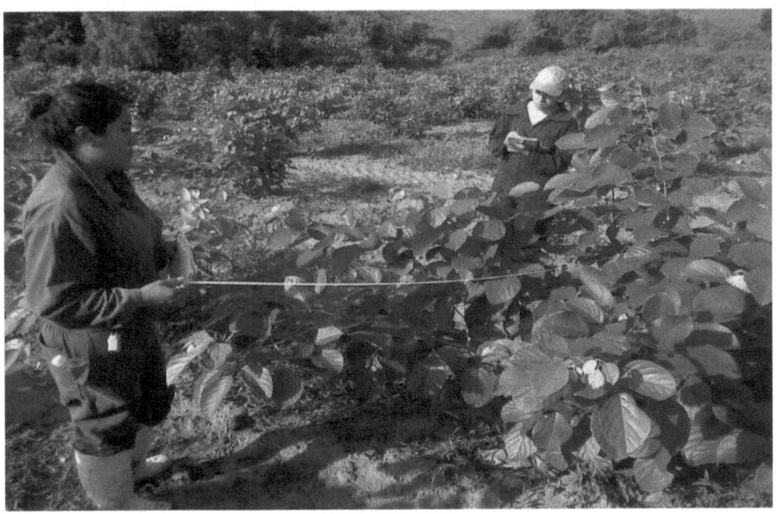

Medición de ancho de la copa de *Cratylia argéntea* Fotografía 2. Eliazar Ocaña Zavaleta

Características generales de *Cratylia argentea* cv. Veranera

Las plantas de *Cratylia argentea* cv. Veranera, conocidas simplemente como Cratylia o veranera, son leguminosas de origen sudamericano nativo de la Amazonía, particularmente de la parte central de Brasil y algunas áreas de Perú y Bolivia, así como de la parte nordeste de Argentina (Argel & Lascano, 1995), que se clasifican como arbustos con alturas comprendidas entre 1.5 y 3 m (Fotografía 1). Esta especie se puede encontrar fácilmente adaptada a condiciones de altura entre 0 y 1400 msnm, y en zonas con condiciones prolongadas de sequía, en sitios con suelos con moderada fertilidad, incluso, con suelos ácidos. Esta planta se puede multiplicar de forma asexual, por medio de acodos con ramas de un diámetro de 1 cm, o en forma tradicional por semilla; ya sea por siembra directa en el terreno de siembra o en almácigos directo al suelo (fotografía 11 y 12 y 14 en trasplante en bolsa) o en bolsas con semillas para su germinación, para que posterior mente trasplantarlas cuando tengan 30 cm de altura en su lugar definitivo (fotografía 16), esta leguminosa al igual que otras, se puede sembrar sola como banco de proteína o asociada con alguna gramínea tropical en pastoreo, se considera como una excelente fuente de proteína con un alrededor del 20 a 24 %, (Ramírez, *et al* 2016) o también como forraje en fresco en comedero. En plantas mayores a un año, se pueden llegar a obtener cerca de 40t/ha de forraje fresco (Correa-Pinzón & Niño-Mariño, 2010; Marco di Palma, 2006) y en contextos de piedemonte, una producción de materia seca de 86g/planta en promedio, en condiciones de precipitación máxima, de aproximadamente 58g/planta, en condiciones de baja precipitación en un año (Lascano *et al.*, 2002).

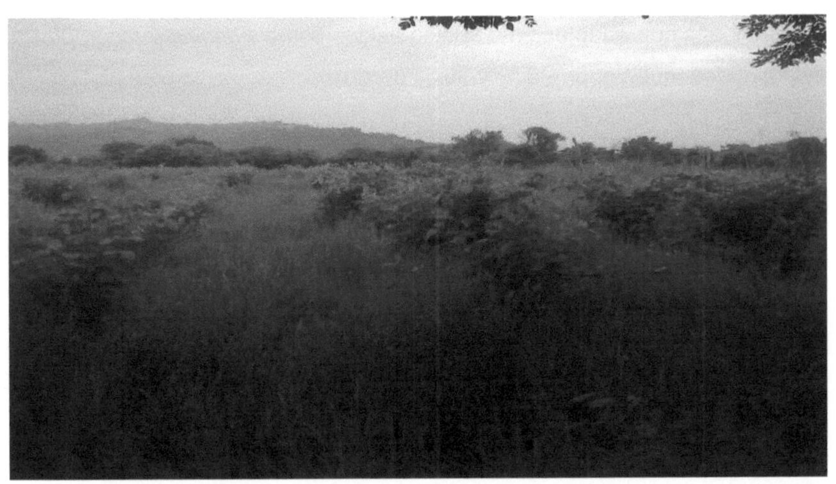

Cratylia argente, asociada con una graminea. Fotografía 3: Eliazar Ocaña Zavaleta

Cratylia argentea presenta hojas trifoliadas y estipuladas, su inflorescencia se manifiesta en forma de racimo con seis a nueve flores y el color predominante en el cultivar es el color lila. El fruto es una legumbre que tiene entre cuatro y ocho semillas por vaina, con formas circulares o elípticas similares a una lenteja (Pizarro, 2005). La especie tolera cortes con frecuencias de seis a ocho semanas, en el CEIEG se ha utilizado en bajo pastoreo, asociada a gramíneas pastoreo directo (fotografías 5 y 6) en otro países de centro y Suramérica es utilizada en sistemas de corte y acarreo, para consumo directo en comedero, principalmente durante la época seca, y también en forma directa; como banco de proteína (monocultivo) esto es; gracias al buen desarrollo de sus raíces, que alcanzan hasta 2-3 m de altura (CIAT, 1996). Foto:1 y 2: E, Ocaña 2016), esta planta hace más fácil su uso para su siembra al no necesitar escarificación; además, responde positivamente a la inoculación con cepas del género *Rhizobium,* formando mayor número de nódulos fijadores de nitrógeno en el suelo representados en mayor rendimiento de biomasa en campo (Pizarro, 2005). En relación con la calidad nutritiva que tiene esta planta, Argel y Lazcano (1995) encontraron que el rebrote de tres meses tiene un contenido de proteína cruda del 23,5 % y que la digestibilidad in vitro de la materia seca (divms) es un 53 % superior que otras leguminosas con adaptación a suelos ácidos como *Flemingia macrophylla* y *Codariocalyx gyroides*, que tienen 20 % y 30 % de divms, respectivamente, y con una baja contenidos en taninos. Considerando su valor nutricional, las plantas de *Cratylia* son empleadas como complemento de proteína en sistemas de corte y acarreo durante la época seca, y tiene un efecto positivo cuando se combina con una fuente rica en energía, como la caña de azúcar (Argel & Lazcano, 1995). Fotografía 4.

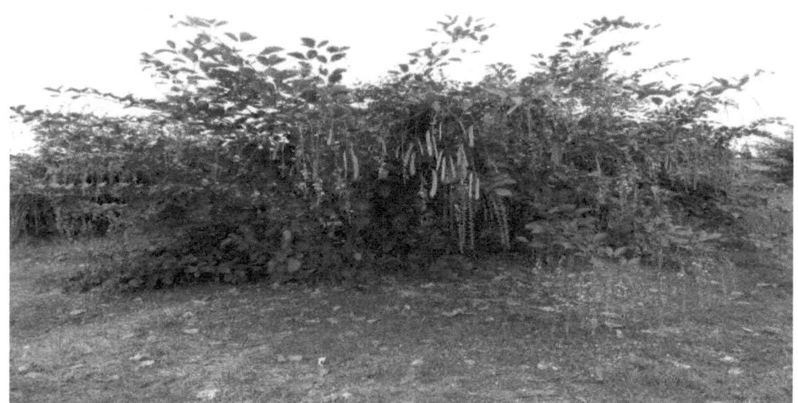

Figura 4:.*Cratylia argéntea* veranera en floración

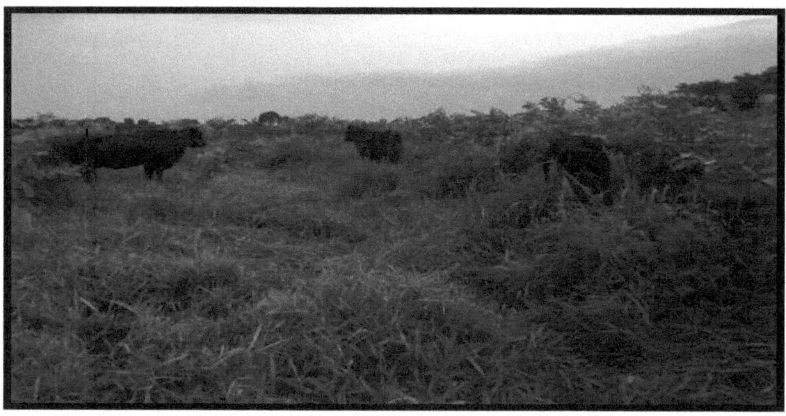

Consumo en pastoreo de *Cratylia argenta* asociada a una gramínea. Fotografía 5: Eliazar Ocaña Zavaleta

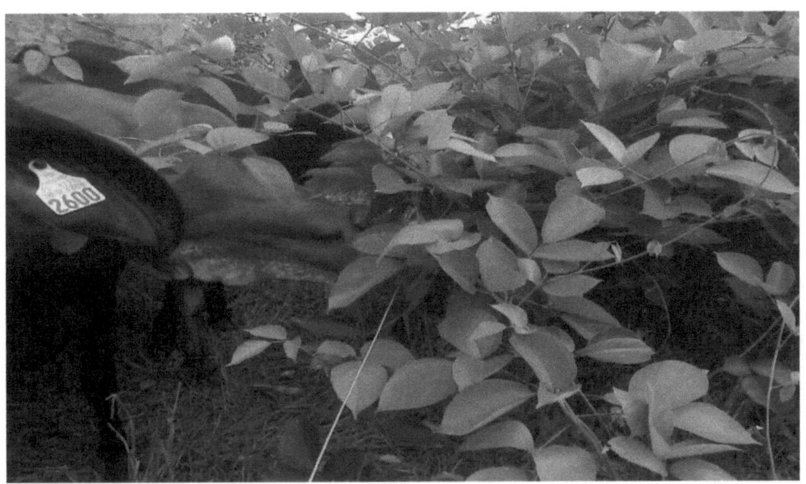

Consumo de *Cratylia a* en pastoreo: Fotografía 6: Eliazar Ocaña Zavaleta.

Necesidades para el establecimiento de *Cratylia argentea* cv. Veranera

Para obtener un buen seguimiento en la producción de *Cratylia argentea* c v. Veranera, es necesario disponer de los recursos, económicos y desde luego, de un área donde se pueda realizar las prácticas de establecimiento de dicha leguminosa y del manejo requerido para su establecimiento, así como de materiales, insumos, equipos e infraestructura que nos asegure todo el desarrollo de la plantación, los cuales se describen en la tabla siguiente.

Tabla 1. Materiales y equipos para la producción de semilla botánica de *Cratylia argentea* cv. Veranera

Categoría	Material	Descripción
Material vegetal	Semilla viable	Semilla seleccionada de *C. argéntea* cv. Veranera.
Maquinaria equipos y Herramientas	Agrícola	Tractor Implementos: (arado de discos, rastra, rastrillos y fumigadora.
	Equipos específicos	Zaranda o colador, bolsas de plástico.
	Equipo de limpieza	Cubetas
	Equipos de pesaje	Bascula digital

	Equipo específicos	Desmalezadora, área de germinación (almácigos)
Infraestructura	Infraestructura requerida	Bodega, vivero, zona de preparación de sustratos
Suministros	Materiales de empaque y muestreo	Bolsas de polietileno.

ESTABLECIMIENTO

Para realizar esta práctica primero se selección de la semilla para multiplicación Fotografía 7, 8, 9 y 10. Para recolectar la semilla es necesario seleccionar las plantas que proveerán la primera semilla para multiplicación. Estas deben presentar un buen desarrollo y estar libres de plagas y enfermedades. La semilla de *Cratylia argentea* es aplanada, de color marrón, fotografía 10, claro, si presentan esta coloración pueden ser de alta viabilidad; de acuerdo a las mediciones, se estima que un kilogramo de semilla veranera tiene alrededor de 4.000 semillas, con una producción de 28g/planta durante su primer año, lo que implica un peso de 112 kg de mil semillas, condición que puede aumentar en el tiempo y con plantas adultas con mayor producción (Argel & Lascano, 1995). Una vez cosechada la semilla para siembra, el siguiente paso es separar los residuos de cosecha, retirando todas las partes como: Hojas, tallos, semillas banas, entre otros. La semilla de esta leguminosa no necesita (tratamientos) previa a la siembra y se puede catalogar como una semilla de tipo intermedio con respecto a otras semillas de leguminosas, pues al tener baja latencia física (corto tiempo de vida) pierde viabilidad de forma rápida, pero puede manejarse; donde se almacene en condiciones apropiadas de refrigeración (6°C) por más de un año (Lascano *et al.*, 2002).

Proceso de secado

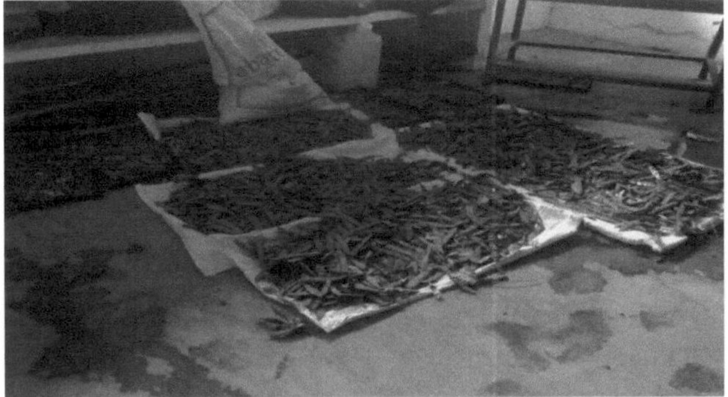

Semilla seca en vaina para ser utilizada para la siembra.

Secado de la semilla de *Cratylia argéntea*
Foto 7: Eliazar Ocaña Zavaleta

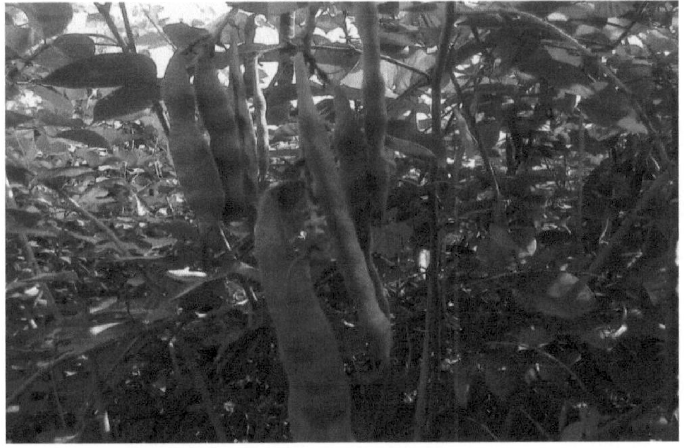

Semilla ya madura próxima a cosecharse

Fotografía 8: Eliazar Ocaña Zavaleta

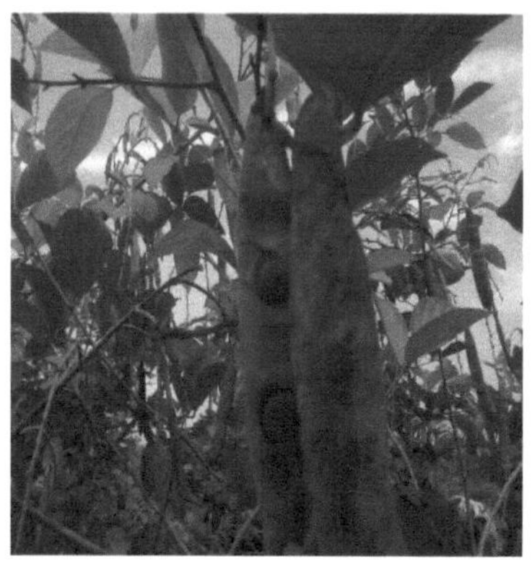 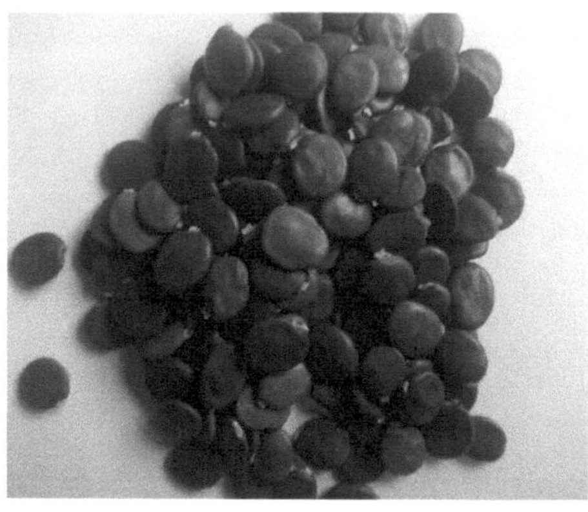

Vaina a punto de soltar la semilla.   Semilla cosechada apta para sembrarse
Fotografía 9.: Eliazar Ocaña Zavaleta.   Argel y Lazcano, 1995. Fotografía 10.

Preparación del área siembra de semilla y germinación de *Cratylia argentea*

Cratylia argentea cv. Veranera puede ser establecida en campo mediante siembra directa por semilla o por medio de plantas desarrolladas y obtenidas a través de la deposición de semilla para su germinación en suelo previamente preparado en invernaderos o área protegidas. Fotografías 11. y 12, que después de germinar a los 6-7 días; Fotografía 13, son puestas en bolsas, Fotografía 14 de trasplante previamente seleccionados Fotografía 10. En el proceso de germinación para llevar a cabo la multiplicación de las plántulas, inicialmente se deben adecuar la preparación de almácigos donde se depositará la semilla destinada a la germinación, donde se sembrarán las semillas recolectadas de los arbustos de mejor calidad.

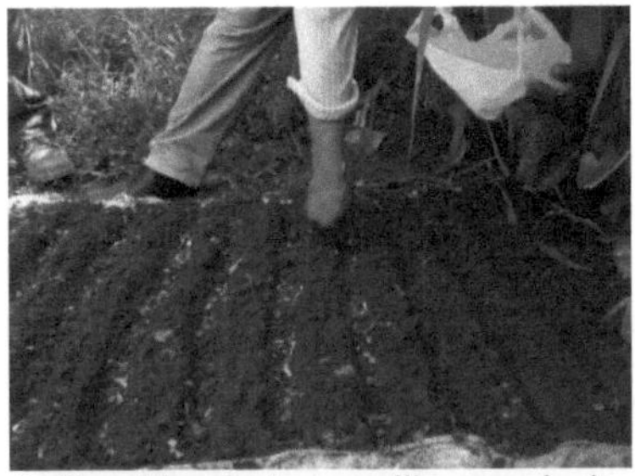 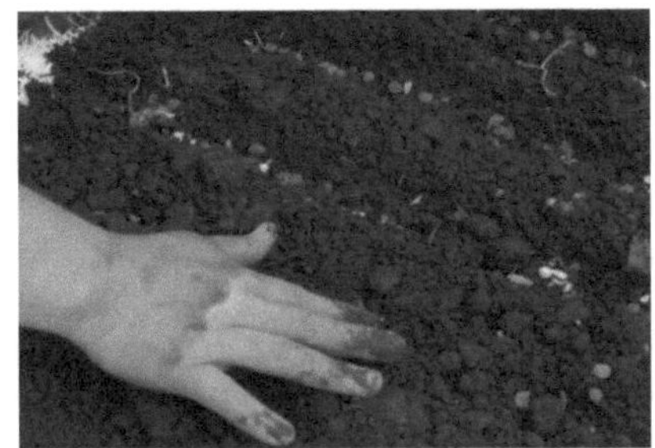

Aplicación de la semilla en el almacigo para su germinación Fotografías: 11 y 12: (Eliazar Ocaña Zavaleta).

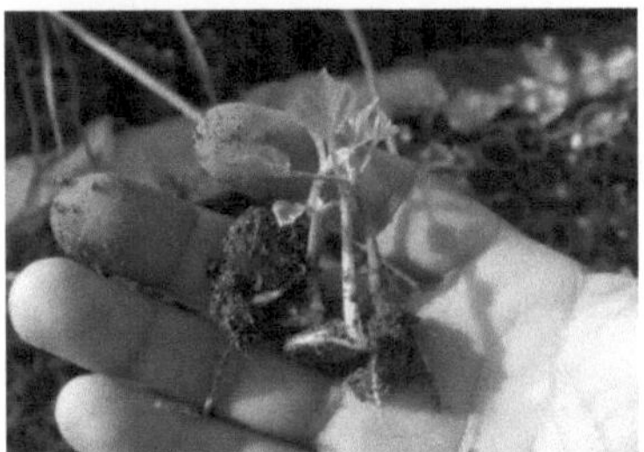 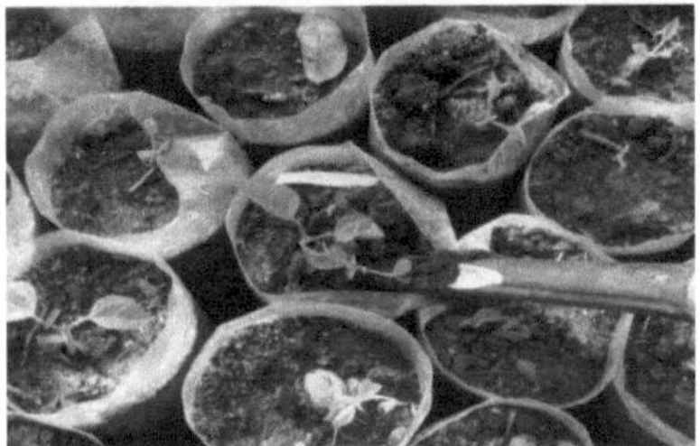

Fotografía. 13 Eliazar Ocaña Z.   Fotofrafía. 14. Eliazar Ocaña Z.

Fotogtrafía 13, 14 15 y 16: Semilla de 8 días de germinación, trasplantada en bolsa y puesta en media sombra y momento de trasplante en su lugar definitivo: (Fotografía Eliazar Ocaña Zavaleta)

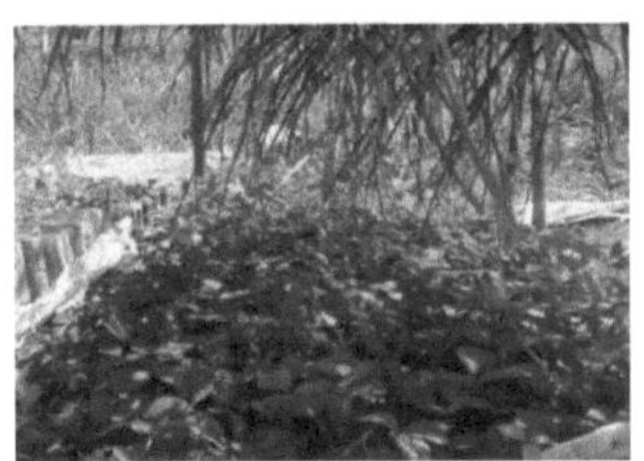 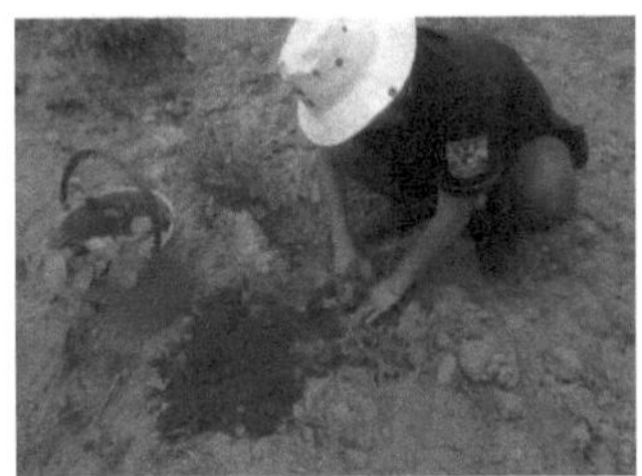

Fotografía.15 (E. Ocaña)   Fotografía. 16 (E. Ocaña)

El diseño apropiado de estas camas es de 10 m de largo por 1.0 m de ancho, como se observa en la fotografía 11 y 12, se sugiere que el sustrato que se usará esté compuesto por una mezcla entre 60 % de suelo arcilloso, 20 % de arena, 10 % de subproducto agrícola y 10 % de composta. Se recomienda, además, que las camas de germinación estén elevados mínimos 15 cm del suelo, esto es para evitar que las raíces sean afectadas durante su desarrollo por patógenos del suelo. (Oscar Javier Cerinza)

En lo posible, las semillas deben ser inoculadas con cepas de *Bradyrhizobium spp.,* con el fin de promover la fijación de nitrógeno. Estas se colocan en el área de germinación, donde se deposita suficiente semilla directamente en el suelo previamente preparado, como lo muestra fotografías 11 y 12, esto es para obtener una población suficiente con un número de plántulas germinadas. El proceso de la germinación dura alrededor de entre 8 a 10 días según estén las condiciones ambientales (13-14 días), para sacar las plántulas del almacigo, se usa una espátula de madera y con mucho cuidado se extraen y se siembran en una bolsa previamente llena de tierra, para el momento del trasplante directamente en campo en el sitio definitivo; es de aproximadamente, de 60 días (Fotografía 16). Por otro lado cuando se realiza con el método de siembra directa, se debe tener mucho cuidado, con la profundidad de siembra, la cual debe ser, máxima de 2.0 cm. Esto con el fin de evitar su pudrición en la semilla y el retraso en la germinación de las plántulas, además de producir plantas con menor desarrollo radicular. Tanto por siembra directa como por trasplante se obtienen altos porcentaje de supervivencia y desarrollo en las plántulas (Pardo Barbosa *et al.,* 2019). Fotografía 11 y 12 (Ocaña, Z.E 2008).

Aplicación de la semilla para su germinación los almácigos

El terreno seleccionado para la producción debe poseer las mejores características físicas y químicas posibles y adecuadas para el perfecto establecimiento de *Cratylia. argentea cv.* Veranera; sin embargo, esta es una especie adaptada y recomendada para suelos ácidos y pobres en nutrientes, es necesario que la topografía del área sea plana, que tenga un buen drenaje ya que esta especie es muy susceptible al exceso de agua, estos detalles son necesarios para favorecer su desarrollo. El lote seleccionado debe estar protegido mediante un cerco perimetral antes de cualquier labor de preparación del sitio: Oscar Javier Cerinza. Las Fotografías 17,18 y 19, (E. Ocaña), muestran el seguimiento de la preparación de , suelo, que implica las labores de subsoleo si se requiere, o barbecho, paso de rastra y el surcado debe tener una distancia a de 3.0 metros entre surcos y una distancia entre plantas de 2.5 metros, para su trasplante en el suelo y establecimiento de *Cratylia argentea.* como lo muestra en la fotofrafía,(3).

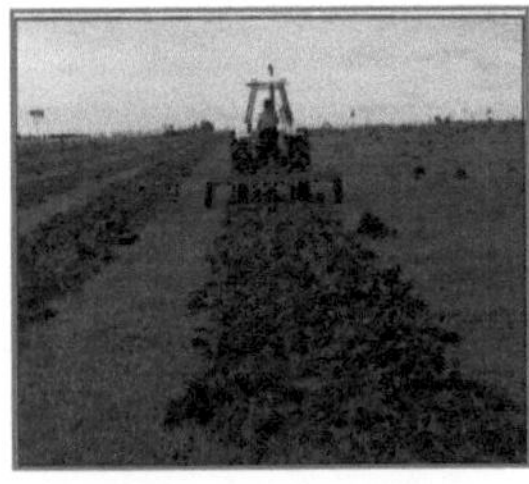
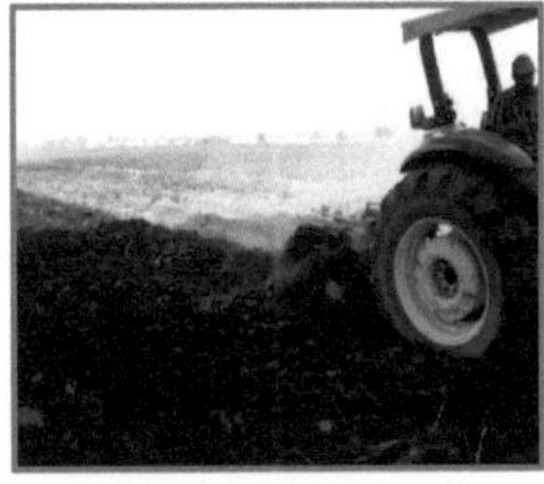
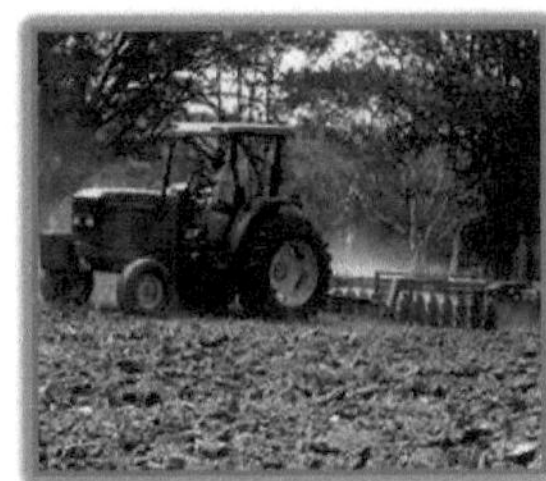

Fotografía: 17. Subsoleo   Fotografía: 18. Barbecho   Fotografía: 19. Paso de rastra

Selección, adecuación y preparación del área o campo de siembra. El terreno seleccionado para la producción debe poseer las mejores características físicas y químicas posibles y adecuadas para el perfecto establecimiento de *Cratylia. argentea* cv. Veranera; aunque es necesario que la topografía del área sea plana con un declive del 3%, tenga un buen drenaje y que se lleven a cabo las actividades necesarias para favorecer su expresión. El análisis edáfico del suelo identificará la baja disponibilidad de elementos mayores tales como: Nitrógeno, Fosforo, Potasio (NPK), por otro lado % de materia orgánica, y posibles necesidades de correcciones en el pH. Asimismo, se requiere realizar un recorrido previo del lugar para realizar la adecuación y remoción de obstáculos como troncos, raíces, piedras, arbustos y otros elementos que puedan afectar las labores de los implementos para la preparación. La preparación del lugar seleccionado como sitio definitivo para la siembra dependerá de las condiciones del suelo. Generalmente, en la zona se emplea el sistema de chapeo, barbecho, cruza, pase de rastra, en caso de capas duras superficiales, en el caso de terrenos muy compactos se realiza el subsoleo, el pase del implemento dependerá de las condiciones iniciales del terreno. La labranza manual puede efectuarse con la aplicación de herbicidas alrededor de cada una de las áreas donde se establecerá la semilla o la planta, removiendo la cobertura vegetal con un talache, azadón o pala. La extracción raíces, lo que lleva a un adecuado establecimiento del cultivo. El especialista es quien debe asesorar en el número de pases de implementos requeridos para que el productor no incurra en costos innecesarios. La labranza mecánica requiere un tractor, fotografías: (17, 18, 19), en buen estado y de buena potencia, además de un operador que conozca el manejo adecuado de la maquinaria. Para este cultivo se requiere o no realizar surcado, pues su instalación generalmente se hace en franjas utilizando un fluxómetro para medir la distancia entre hileras, así como una rafia (cuerda) que nos servirá para alinear cada hilera que se establezca. Una vez teniendo la preparación del terreno, y teniendo en cuenta los resultados del análisis de suelos, se debe adicionar e incorporar la cantidad de cal necesaria, si es el caso, especialmente en suelos con pH menor a 5.5. Sin embargo, Argel y Lazcano (1995) reportan que *Cratylia argentea*, se logra adaptar a condiciones de pH en rangos que oscilan entre 3, 8 y 5, 9, pero que tiene mejor expresión en suelos de media a buena fertilidad. Es importante dejar descansar el terreno como mínimo 20 días cuando se ejecute esta práctica, y en ese momento decidir si se requiere pulir el área para realizar la siembra. Como se ha aclarado, la siembra de *C. argentea* cv. Veranera puede efectuarse poniendo la semilla o llevando plántulas desarrolladas previamente a la siembra en campo (fotografía 15). En ambos casos es indispensable usar semilla de calidad, que para el método de siembra directa debe tener como mínimo el 70 % de germinación y una pureza superior o igual al 98 % (ICA, 2015). El número de semillas por sembrar dependerá de su calidad: a mayor calidad, menor cantidad. Sin embargo, en la siembra de una hectárea para semillero se requiere aproximadamente de 0.25 kg de semilla de calidad, poniendo dos semillas por sitio a una profundidad inferior a los 2 cm, puestos que en profundidades mayores se dificulta la germinación.

Fotografía 16 de la planta recién trasplantada de *Cratylia argentea* cv Veranera establecida bajo el esquema de trasplante.

El método de siembra por trasplante de plántulas, obtenidas en el área de almácigos o germinadoras trasplantadas en n bolsas, se debe hacer en un plazo máximo de 60 días después de la emergencia, periodo en el que estas han podido desarrollar sus primeras hojas verdaderas y han alcanzado una altura óptima para ser llevadas a campo (20-30 cm). En cuanto al patrón de siembra o distribución en el campo, se aconseja considerar una densidad de siembra aproximada de 625 plantas por hectárea, cuando se establecen en tres- bolillo o triángulo, a una distancia de 4 m entre plantas a 5m y surcos. Si la siembra se realiza en franjas, la distancia recomendada es de 2.5 m entre plantas y 3.0 m entre surcos, para una densidad promedio de 1333 plantas/ha. En la figura. 2, se observan plantas establecidas de *Cratylia. argentea* cv. Veranera, establecidas en el CEIEGT-FMVZ.UNAM.

La época climática más adecuada para el establecimiento del cultivo en México es a comienzos de las primeras lluvias Mayo-Junio, que es cuando las precipitaciones son moderadas y no hay exceso de agua en el suelo; otra época en la que es factible realizar la siembra es en la época de verano (canícula) Julio-Agosto, aunque se corre el riesgo de que el periodo de que se presente un poco sequía por efecto del verano afecte el crecimiento de la planta. Se recomienda considerar los datos de variables climáticas obtenidos, por ejemplo en México en las regiones tropicales, el periodo de lluvias inicia a partir del mes de junio y termina en octubre, en regiones de trópico seco. Pero trópico húmedo el inicio de las lluvias también inicia en Junio, termina en Octubre, pero de Noviembre a Febrero, existen lluvias de Monzón donde los eventos de lluvia son más débiles.

Control de plagas:

Una vez que se realizó trasplante en el lugar definitivo, se sabe que siempre existen plagas que pueden dañar el cultivo, por lo que se tienen que realizar algunas actividades para el control protección del cultivo tales como: Aplicación de insecticidas; que pueden ser líquidos o en polvo, principalmente para control de insectos cortadores de hojas y tallos como: Grillos y hormigas y otros (Fotografía 20, 21).

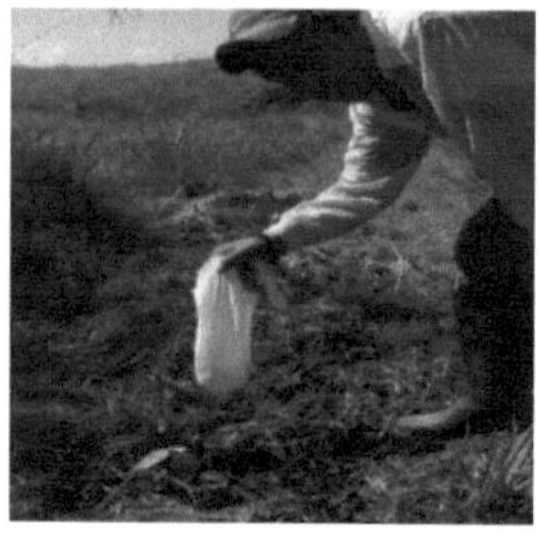 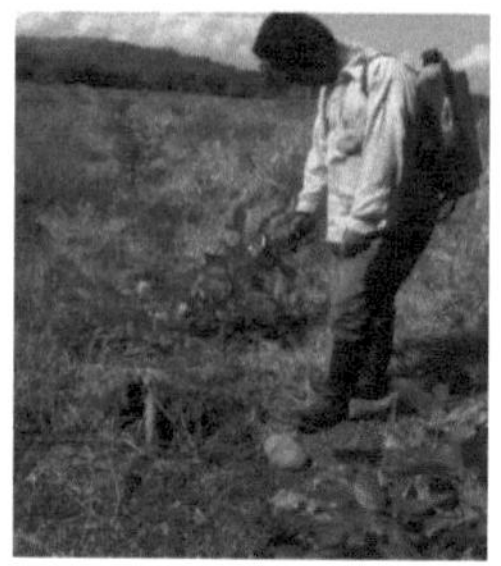

Fotografía 20 y 21. (E. Ocaña) Aplicación de insecticida en polvo y aplicación de herbicida por aspersión para control de malezas.

Control de malezas

Otra actividad importante es el control de malezas dentro del cultivo, este se puede realizar inmediatamente después de emerger las primeras malezas tanto de hoja ancha como de hoja angosta, en este control se puede realizar en forma química, manual con azadón, machete o en forma mecánica con tractor (Fotografía. 22).

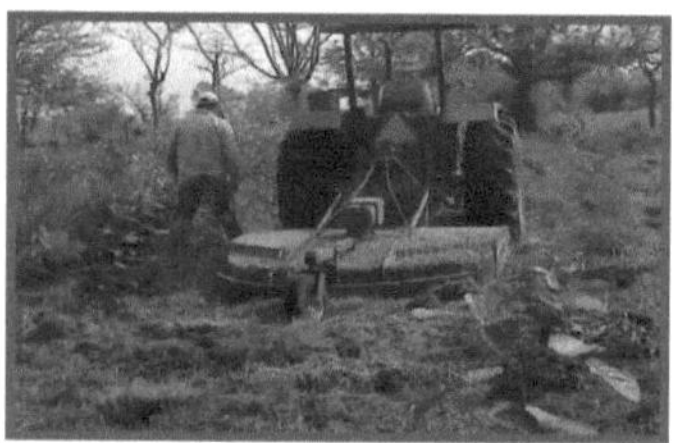

Fotografía 22. Eliazar Ocaña Zavaleta. Control de maleza en forma mecánica.

Bibliografía

Acosta, A., Pardo, O., Durán, C., Gualdrón, R., & Soto, G. (1997). Establecimiento de pasturas en suelos ácidos en Colombia. Serie Capacitación en Tecnología de Producción de Pastos. ciat. http://ciat-library.ciat.cgiar.org/Articulos_Ciat/Digital/SB197.E8V.3_Capacitaci%C3%B3n_en_tecnolog%C3%ADa_de_producci%C3%B3n_de_pastos.pdf.

Argel, P. J. & da Veiga, J. (1991). Manejo de la competencia entre forrajeras y malezas en el establecimiento y recuperación de las pasturas. En C. Lascano & J. Spain (Eds.), *Establecimiento y renovación de pasturas: conceptos, experiencias y enfoque de la investigación* (pp. 237-256). Red 59 Internacional de Evaluación de Pastos Tropicales.

Argel, P. J., & Lascano, C. *(1995).* Cratylia argentea: una nueva leguminosa arbustiva para suelos ácidos en zonas subhúmedas tropicales [Conferencia]. Agroforestería para la Producción Animal en Latinoamérica. Conferencia electrónica de la fao.

Centro Internacional de Agricultura Tropical (ciat). (1996). Cratylia argentea. Hoja Informativa Red Internacional de Evaluación de Pastos Tropicales (México, Centroamérica y el Caribe), Riept-Mcac, 2(4), 1-3.

Correa-Pinzón, Y. T., & Niño-Mariño, S. (2010). Evaluación de la calidad nutricional de *Cratylia argentea* sometida a diferentes métodos de conservación, en el Piedemonte llanero [Tesis de grado, Universidad de La Salle]. Repositorio LaSalle. https://ciencia.lasalle.edu.co/zootecnia/180/.

Holmann, F., Lascano, C. E., & Plaza, C. (2001). Evaluación ex-ante de *Cratylia argéntea* en sistemas de producción de doble propósito en el Piedemonte de los Llanos Orientales de Colombia. Pasturas Tropicales, 24(2), 2-11. http://ciat-library.ciat.cgiar.org/Artículos_Ciat/Vol24_holmann.pdf.

Instituto Colombiano Agropecuario (ica). (s. f.). *Censo Pecuario año 2021.* ica. https://www.ica.gov.co/areas/pecuaria/servicios/epidemiologia-veterinaria/censos-2016/censo-2018.

Instituto Colombiano Agropecuario (ica). (2015, 7 de septiembre). Resolución 003168, "Por medio de la cual se reglamenta y controla la producción, importación y exportación de semillas producto del mejoramiento genético para la comercialización y siembra en el país, así como el registro de las unidades de evaluación agronómica y/o unidades de investigación en fitomejoramiento y se dictan otras disposiciones". ica. http://www.ica.gov.co/getattachment/4e8c 3698-8fcb-4e42-80e7-a6c7acde9bf8/2015R3168.aspx.

Lascano, C., Rincón, A., Plazas, C., Ávila, P., Bueno, G., & Argel, P. (2002). *Cultivar veranera (Cratylia argentea [Desvaux] O. Kuntze):* leguminosa arbustiva de usos múltiples para zonas con periodos prolongados de sequía en Colombia Corpoica y ciat.

Lobo di Palma, M. V. (2006). *Leguminosas forrajeras arbustivas en sistemas de producción bovina.* inta. http://www.mag.go.cr/bibliotecavirtual/Av-0865.pdf

Ocaña, Z. E, Castillo G.E, Rámirez, G. M. Efecto de la asociación *Braciaria brizantha Cratylia Argentea* sobre la producción y composición fisícoquímica de la leche de vacas Holsteín X Cebú. Tesis de maestría, Facultad de medicina Veterinaria y zootecnia. Universidad Nacional. Octubre de 2017.

Ministerio de Agricultura y Desarrollo Rural (madr). (2018). Decreto 931 de 2018. "Por el cual se crea el Sistema de Trazabilidad Vegetal y se incluye como Título 11 de la parte 13 del Libro 2 del Decreto 1071 de 2015, Único reglamentario del Sector Administrativo Agropecuario, Pesquero y de Desarrollo Rural".

Pardo-Barbosa, O., Alzate Henao, S. V., & Osorio Guerrero, K. V. (2019). *GA-O-03 Producción de semilla sexual de* Cratylia argentea *cv. Veranera.* agrosavia. http://intranet.corpoica.org.co/GestionOrganizacional/_layouts/15/Wopi-Frame.aspx?sourcedoc=/GestionOrganizacional/prueba/Semillas.

Pizarro, E. A. (2005). *Especies arbustivas, gramíneas y leguminosas para el trópico americano* [Ponencia]. ix Seminario de Pastos y Forrajes (pp. 30-49). http://nutriciondebovinos.com.ar/MD_upload/nutriciondebovinos_com_ar/Archivos/ESPECIES_ARBUSTIVAS_GRAM%C3%8DNEAS_Y_LEGUMINOSAS_WWW.pdf.

Rincón-Castillo, Á., Pardo-Barbosa, Ó., Parra-Arango, J. L., Cerinza, Ó. J., Pinzón, S. M., Correal, W. A., & Rojas-Barreto, A. (2007). Establecimiento, manejo y uso de la leguminosa arbustiva forrajera *Cratylia argentea* cv. Veranera en el Piedemonte llanero. *Manual Técnico Corpoica.* Corporación Colombiana de Investigación Agropecuaria (Corpoica).

Rippstein, G., Escobar, G., & Motta, F. (2001). *Agroecología y biodiversidad de las sabanas en los Llanos Orientales de Colombia.* ciat-cirad.

Rosero-Alpala, J., Ortiz-Grisales, S., Franco, L. H., Peters, M., & Ramírez, G. (2010). Sistemas de siembra de *Cratylia argentea* cultivar Veranera en dos localidades del valle del río Cauca, Colombia. *Acta Agronómica, 59*(4), 429-434. https://revistas.unal.edu.co/index.php/acta_agronomica/article/view/20126.

CAPITULO II

Efecto de una asociación de una gramínea y una leguminosa forrajera sobre la producción y composición Físico química de la leche de vacas F1 (Holstein x Cebú) en pastoreo el Trópica húmedo. II

Eliazar Ocaña Zavaleta, Maricela Ramírez García, Epigmenio Castillo Gallegos, Braulio valles de la Mora †.

INTRODUCCION

La ganadería en México es una actividad agropecuaria importante, ocupando más del 50% del territorio nacional (Magaña *et al.*, 2006), la cual mantiene a 3, 417, 740 millones de cabezas de ganado bovino productor de carne y leche (SIAP-SAGARPA, 2015). Durante el año 2015 la producción de leche ascendió a 11, 394, 663 miles de litros y la de carne a 1, 845, 236 toneladas (SIAP-SAGARPA, 2015).

Los sistemas con bovinos de doble propósito, son una de las actividades productivas más diseminadas en el medio rural, en las zonas tropicales de México (seca y húmeda). Esta región comprende aproximadamente el 25% del territorio nacional (INEGI, 2008). Dentro de la región del trópico húmedo se encuentra el estado de Veracruz el cual sobresale ocupando el primer lugar en producción de carne de bovino a nivel nacional en el año 2015 con una cantidad de 249, 222.52 toneladas (OIEDRUSa, 2015) y 695, 762.15 toneladas de leche (OIEDRUSb, 2015).

La producción animal en el trópico, se caracteriza principalmente por una baja productividad, la cual se debe a la combinación de varios factores como los son: razas, aspectos sanitarios, prácticas de manejo y nutrición (Sosa *et al.*, 2008).

Por esta razón, en estos sistemas se produce simultáneamente leche y carne y por lo cual se utilizan tipos raciales que combinen características deseables de producción tanto del Bovino europeo como del Cebú, entre los cuales se encuentran los cruces F1 (½ Holstein- ½ Cebú), que por tener un potencial productivo alto, son más exigentes en alimentación (Holmann y Lascano, 1997).

La alimentación en estos sistemas de producción es a base de forrajes, principalmente pastos tropicales, los cuales no tienen una producción constante durante todo el año (estacional), llegando a disminuir su producción y calidad, presentando bajos contenidos de proteína cruda, siendo esta la limitación más común para la función del rumen y la productividad del ganado durante la época de seca, siendo insuficientes para satisfacer los requerimientos de mantenimiento del ganado (Sánchez y Ledin, 2006), obteniendo como consecuencia una baja en la producción tanto de leche como de carne. Existen varias alternativas de suplementación con el objetivo de cubrir estas limitaciones nutricionales, pero las cuales incrementan los costos de alimentación. Teniendo como alternativa la introducción de nuevas especies o variedades de forrajes, con el objetivo de establecer nuevas praderas en las cuales podamos tener una producción de forraje de buena calidad durante todo el año, para cubrir con estas demandas.

Por esta razón, es importante encontrar alternativas alimenticias a bajo costo que cubran con estas necesidades, teniendo como ejemplo el establecimiento de asociaciones entre gramíneas y leguminosas, destacando entre estas las leguminosas forrajeras arbustivas, las cuales presentan un gran potencial en los sistemas de producción de rumiantes, particularmente en las zonas donde se presentan periodos de sequía prolongados (4-6 meses), además producen más biomasa que las herbáceas, toleran mejor el mal manejo y tienen la propiedad de fijar nitrógeno al suelo.

Dentro de las cuales *Cratylia argentea* presenta un alto potencial en estos sistemas de producción animal, es un arbusto nativo del sur de la cuenca del río Amazonas, Brasil, Perú. Bolivia y Argentina. Es una especie que se adapta bien a suelos ácidos, conserva la mayor parte de su follaje durante la época seca, debido al buen desarrollo de sus raíces las cuales llegan a medir hasta 2 m de profundidad, tiene un alto valor nutritivo (18–25% PC dependiendo de la edad de la planta), por lo que es usada como fuente y/o suplemento de proteína (Argel y Lascano, 2011).

Ganadería de Doble Propósito

Los sistemas ganaderos de doble propósito se reconocen, como aquellos en los cuales se producen leche y carne de manera rentable en el mismo sistema de producción (Benavides *et al.*, 2010); esto se realiza combinando el ordeño con el amamantamiento del becerro hasta llegar al destete, donde la vaca y el ternero constituyen una unidad biológica y natural de producción durante el período de lactancia (Holmann y Lascano, 1997), generalmente hay escaso uso de tecnología y requieren de bajos insumos, desarrollándose generalmente en zonas tropicales.

En estos sistemas de producción se buscan cruces que sean sinérgicos para aprovechar las características tanto del *Bos taurus* como del *Bos indicus*, para lograr esto, existen varias alternativas, entre las cuales se encuentran los cruces F1, los cuales mejoran la cantidad y calidad de la leche, también la ganancia de peso en las crías (Holmann y Lascano, 1997).

Situación de la Alimentación en los Sistemas de Doble Propósito

La principal fuente de alimentación en los sistemas de producción de bovinos de doble propósito, son los forrajes, los cuales pueden tener diferentes usos como: corte o pastoreo (Juárez, 2007), siendo la alimentación el factor tecnológico más importante a cubrir dentro de la producción.

La alimentación dentro de este sistema, se basa principalmente en el pastoreo de gramíneas nativas, siendo su valor nutritivo muy variable, ya que va a presentar problemas como tasas de crecimiento reducidas, así como un marcado crecimiento estacional (Castillo *et al.*, 2013), ya que la calidad del forraje va a depender principalmente de la especie de la planta, su estado de madurez y el clima, todo esto va a repercutir directamente en su cantidad y calidad. Por esa razón es muy importante conocer los requerimientos nutricionales de los animales en las diferentes etapas fisiológicas, la calidad y disponibilidad del recurso forrajero. De los requerimientos nutricionales que más cuesta cubrir en los animales en producción son la energía y proteína, siendo este el requerimiento más costoso, razón por la cual se piensa en la suplementación, debido a que en el trópico la producción de forraje se ve limitada por su estacionalidad en su crecimiento, debido a las variaciones climáticas durante la época de secas y de invierno (Valles *et al.*, 2014), la cual llega a tener una duración de 4 – 6 meses, afectando la producción de leche y peso de las crías (Orantes *et al.*, 2014). Así, se ha demostrado que la producción de leche puede incrementarse entre el 13 y 20%, cuando la alimentación es combinada de gramíneas y leguminosas, con respecto a una alimentación de solo gramíneas.

- Alternativas de alimentación para el ganado

Asociación gramínea – leguminosa (Sistemas Agrosilvopastoriles)

Existen diseños de alternativas agrosilvopastoriles, las cuales son una buena opción que permite intensificar las interacciones agroforestales para lograr la integración de árboles y arbustos dentro del sistema de producción pecuario (Simón *et al.*, 2010), ya que dentro de este van a interactuar plantas leñosas como árboles y/o arbustos, con los componentes nativos del lugar que son los animales y las plantas forrajeras, bajo un sistema de manejo integral.

Esta asociación mejora la materia orgánica del suelo e incrementa los microorganismos benéficos del mismo como lo son las lombrices (Argel, 2006). Estas contribuyen a formar agregados estables en las capas superficiales del suelo, que mejoran la infiltración, aireación y la capacidad de retener agua, todo esto favorece la penetración de raíces a capas más profundas. Cambiando con esto la fertilidad del suelo mediante el consumo y traslado de residuos orgánicos a capas más profundas (Argel, 2006). Y todo esto se ve reflejado en una mejor calidad de las pasturas.

Debido a las condiciones del pastoreo, no se conoce con precisión el consumo del forraje, ya que hay factores que pueden afectarlo como lo son la actividad de pastoreo y las condiciones ambientales. Más sin en cambio no es difícil poder calcularlo y a partir de este evaluar la calidad nutritiva del forraje y ver si con esa cantidad se cubren los requerimientos nutricionales del ganado.

El consumo voluntario se define como la cantidad de materia seca consumida cada día cuando a los animales se les ofrece alimento en exceso (Minson, 1990). Más sin en cambio hay varios factores que afectan este consumo como lo son los efectos físicos de la distención digestiva, ya que hay evidencias de que el consumo voluntario, es limitado por la capacidad del retículo-rumen y por la velocidad de desaparición de la di gesta en este órgano (Mejía, 2002).

El consumo voluntario depende principalmente del volumen estructural, esto es por el contenido de paredes celulares en el forraje (Van Soest, 1994), tarda más en pasar por el aparato digestivo del rumiante. Sin embargo, en condiciones de pastoreo existen muchos factores que afectan el consumo, tales como el pastoreo selectivo, intensidad de pastoreo, el estado fisiológico del forraje, la suplementación, el estado fisiológico del animal, el tamaño corporal, la capacidad del retículo-rumen, disponibilidad de agua, etc., sin embargo la cantidad de forraje requerida para el ganado puede calcularse y, compararse con la cantidad disponible en el pastizal. Así, teóricamente, un animal debe consumir forraje hasta satisfacer sus requerimientos nutricionales, pero el consumo total es limitado debido a factores físicos fisiológicos del animal y planta (Mejía, 2002).

Leguminosas Arbustivas

Las leguminosas forrajeras arbustivas, tienen un gran potencial para mejorar los sistemas de producción animal, particularmente en zonas subhúmedas del trópico donde los periodos de sequía llegan a tener una duración de 4 – 6 meses; su rendimiento de forraje es mayor que el de las leguminosas herbáceas; toleran mejor el mal manejo y tienen la capacidad de rebrotar en estos lugares de sequías prolongadas (Argel y Lascano, 2002). Ofrecen la posibilidad de mejorar la dieta animal, por sus altos contenidos de proteína y minerales, además de contribuir al incremento de la materia orgánica del suelo y estimular mayor actividad biológica dentro del mismo (Argel, 2006). También pueden fijar N al suelo, que con el tiempo, se vuelve disponible a las gramíneas asociadas, incrementando con esto la producción de la pastura (Castillo *et al.*, 2013). Tienen además otros usos alternativos, como fuente de leña para uso doméstico y como barreras vivas (rompe-vientos) o para controlar erosión en zonas de ladera (Argel y Lascano, 2002). La calidad nutritiva de una planta forrajera es en función de su composición química, digestibilidad y consumo voluntario. Sin embargo, no todos los árboles o arbustos forrajeros producen cantidades suficientes de biomasa para alimentar al ganado (Valles *et al.*, 2014), algunos de los factores que afectan el rendimiento y calidad de los forrajes son: la edad de rebrote y la temporada climática.

Dentro de las leguminosas forrajeras arbustivas se encuentra la leguminosa *Cratylia argentea*, que puede ser usada para mejorar la producción de leche y carne dentro de las producciones de doble propósito.

Leguminosa *Cratylia argentea*

Esta leguminosa pertenece a la familia *Leguminoseae*, subfamilia *Papilionoideae*, tribu *Phaseoleae* y subtribu *Diocleinae*. Es un género neotropical el cual se distribuye naturalmente al sur de la cuenca del río Amazonas y al este de los Andes, abarcando partes de Brasil, Perú, Bolivia y la cuenca del río Paraná al noroeste de Argentina (Argel y Lascano, 2002).

Tiene un hábito de crecimiento arbustivo, pero puede convertirse en lianas de tipo voluble cuando está asociada a plantas de porte mayor (Sobrino y Nunes, 1995), se ramifica desde la base del tallo y se han encontrado hasta 11 ramas en plantas que alcanzan entre 1.5 – 3 m de altura (Maass, 1995). Sus hojas son trifoliadas y estipuladas; la inflorescencia es un pseudoracimo nodoso con 6 – 9 flores por nodosidad, las flores varían entre 1.5 – 3 cm con pétalos de color lila. Su fruto es una legumbre dehiscente que contienen de 4 – 8 semillas en forma lenticular, circular o elíptica (Queiroz y Coradín, 1995), como cualquier leguminosa tiene la capacidad de fijar nitrógeno al suelo.

Se caracteriza por su amplio rango de adaptación a suelos ácidos pobres, tolera sequias prolongadas (5 - 6 meses), sin defoliación o perdida de hojas (Castillo *et al.*, 2007), tiene alta capacidad de rebrote aún en condiciones de lluvias escasas; los rendimientos de forraje son altos para plantas adultas con alto contenido de proteína (18 - 24 % dependiendo de la edad de la planta), por lo que es usada como fuente y/o suplemento de proteína (Argel y Lascano, 2011).

Produce semilla de buena calidad y es un arbusto ideal para complementar como pastura de corte durante la época seca; puede ofrecerse fresca o ensilada (Argel, 2006). Muestra buena adaptación en particular a suelos ácidos pobres con alto contenido de aluminio de tipo ultisol y oxisol. No obstante, muestran mayor vigor de crecimiento las plantas que se han observado en condiciones de trópico húmedo con suelos bien drenados y de fertilidad media a alta (Argel, 2006), sobre todo en áreas que se encuentran bajo los 1200 msnm, además requiere de plena exposición al sol, aunque tolera la sombra ligera.

Tiene alta retención foliar, particularmente de hojas jóvenes y la capacidad de rebrote durante la época seca, estas características están asociadas con el desarrollo de raíces vigorosas que alcanzan hasta 2 m de longitud (Rincón *et al.*, 2007), que favorecen la tolerancia de la planta a la sequía (Pizarro *et al.*, 1995).

Cratylia argentea se puede establecer por medio de plantas (45 días) o por semilla (Pizarro *et al.*, 1995), las cuales son de buena calidad y sin marcada latencia física (dureza) o fisiológica; por lo cual no necesita escarificación. La siembra con semillas se debe hacer en forma superficial, a menos de 2 cm de profundidad en el suelo (Argel y Lascano, 2002), en terrenos bien drenados, ya que en sus primeros días de crecimiento son muy sensibles a los excesos de humedad *(Rincón et al.,* 2007). La siembra se debe realizar a 1 m entre plantas y entre surcos para el sistema de corte y acarreo (6 kg/ha); para pastoreo directo, a 2 m entre plantas y líneas y a 3.0 metros de distancia entre plantas y líneas para caso de producción de semillas (2 kg/ha). (Pizarro, 2005). Para establecerla como banco de proteína, la distancia de siembra debe ser a 1 m entre surco y 1 m entre planta. También se le pueden dar otros usos como: barrera viva, control de erosión y leña (Argel y Lascano, 2011).

La floración de *Cratylia argentea* es abundante pero poco sincronizada, se inicia al final del período lluvioso en condiciones de trópico. Pueden florecer el primer año de establecidas, pero los rendimientos de semilla son bajos y su período de producción se prolonga durante 1-2 meses (febrero – abril), se cosecha de manera continua y manual durante la época de secas (Argel y Lascano, 2011). Los rendimientos de semilla dependen del genotipo, edad de la planta, manejo del corte y las condiciones ambientales prevalentes durante la floración y fructificación.

El crecimiento de *Cratylia argentea* es lento por lo menos durante los dos primeros meses después del establecimiento, esto se asocia a la fertilidad del suelo y a la inoculación o no de la semilla (Argel y Lascano, 2011). Pero presenta un crecimiento exponencial durante su primer año, Su establecimiento se ve afectado de manera negativa, en suelos del tipo vertisol y alcalino con bajo hierro disponible.

Los rendimientos de materia seca de esta leguminosa, están influenciados por la fertilidad del suelo, densidad de siembre, edad al primer corte y edad de la planta (Rosero *et al.*, 2010). Los cortes se recomiendan cada 70-90 días, es cuando las ramas ya tienen una buena cantidad de rebrotes. Cuando se siembra de manera intensiva, llega a producir de 8-8 t/ha por año de forraje (Maass, 1995, Lascano *et al.*, 2002, Reyes *et al.*, 2008). Al aumentar la densidad de siembra consecuentemente se incrementa el rendimiento de materia seca total (Lascano *et al.*, 2002), con esto se presenta una mayor tasa de crecimiento y producción del cultivo (Turgut *et al.*, 2005). La altura de la planta se ve afectada por la densidad de siembra a menor densidad, mayor tamaño.

La calidad nutritiva de una planta forrajera es en función de su composición química, digestibilidad y consumo voluntario (Argel y Lascano, 2002). *Cratylia argentea* es alta en términos de proteína y dado que tiene bajos niveles de taninos condensados es una buena fuente de nitrógeno fermentable para el rumen (Argel y Lascano, 2011), lo cual contribuye a la síntesis de proteína bacterial y aumenta el flujo y absorción de N en el tracto posterior. Su consumo se ve afectado por su madurez y manejo pos-cosecha, siendo bajo cuando se ofrece el follaje inmaduro fresco, pero alto cuando se orea o seca al sol (Argel y Lascano, 2011).

En un estudio realizado por Castillo *et al.,* (2013), se evaluó el rendimiento total de materia seca y calidad nutritiva de hojas y tallos jóvenes de *Cratylia argentea*, donde se utilizaron 4 accesiones de la leguminosa forrajera CIAT 18516, 18666, 18668 y 18676, para evaluar sus rendimientos de forraje hojas (HO), tallos comestibles (TC), tallos no comestibles (TNC) y calidad nutritiva de HO y TC. En el cual se obtuvieron los siguientes resultados, los rendimientos de forrajes por componente de la planta fueron similares entre accesiones: 2580 ± 212 (HO), 33 ± 5 (TC) y 2444 ± 233 (TN) kg MS/ha. Las accesiones fueron similares en proteína cruda (19.10%), fibra en detergente neutro (61.10%), fibra en detergente ácido (42.20%) y lignina (14.20%). Para concluir la HO presentó más proteína cruda que TC, pero fue menor con respecto a FDN, FDA y mayor en LIG.

En un estudio realizado por Argel *et al.,* (2000), se evaluó la calidad del ensilado de *Cratylia argentea*, en el cual se obtuvieron los siguientes resultados: digestibilidad de un 50-60 % y un valor de proteína cruda entre el 20-25 %, estos valores van a variar dependiendo de la parte de la planta y su edad. Con respecto a la calidad de la leche, se obtuvieron los siguientes resultados para el porcentaje de grasa, esto es dependiendo de la dieta administrada: T1) ensilado de *Cratylia* (3.6), T2) *Cratylia* fresca (3.4%) y T3) gallinaza (3,0%), observando con esto que el porcentaje de grasa es mayor en las vacas que se alimentaron con ensilado de esta leguminosa.

- Gramíneas para pastoreo

La creciente disponibilidad de especies forrajeras con mayor adaptación y producción de forraje, ha permitido que el sector ganadero incremente progresivamente las áreas con pastos mejorados (Argel, 2006). Los pastos más utilizados para este fin son los del genero *Brachiaria*, y dentro de este se encuentran las especies más utilizadas que son: *Brachiaria brizantha, B. decumbens, B. humidicola y B. ruziziensis.*

Las gramíneas forrajeras ayudan a mejoras la materia orgánica y las condiciones físicas de los suelos por el desarrollo de una masa considerable de raíces en las capas superficiales de los mismos (Argel, 2006), y asociadas permiten aumentar la productividad animal en sistemas de producción de doble propósito, el efecto principal se nota en la mayor carga animal. Pero tienen pobre adaptación a suelos de baja fertilidad, poca tolerancia a sitios inundados y susceptibilidad a plagas y enfermedades comunes en los pastos (Argel, 2006).

Gramínea *Brachiaria brizantha*

Es una gramínea forrajera ampliamente difundida en las áreas tropicales, es originaria del continente africano, siendo una especie anual o perenne, que presenta macollas vigorosas, de hábito erecto o semierecto, con tallos que pueden alcanzar hasta 2.0 m de altura (Olivera, 2006). Produce tallos vigorosos capaces de enraizar a partir de los nudos cuando entran en contacto con el suelo. Las raíces son profundas, lo que le permite sobrevivir bien durante períodos prolongados de sequía, estas son de color blanco-amarillento y de consistencia blanda. Las hojas son lanceoladas con poca pubescencia y alcanzan hasta 60 cm de longitud y 2.5 cm de ancho. La inflorescencia es en forma de panícula racimosa de 40 a 50 cm de longitud, con el eje principal estriado, glabro o piloso, generalmente con cuatro racimos de 8 a 12 cm (Lascano *et al.*, 2002). Crece bien en condiciones de trópico subhúmedo con períodos secos (5-6 meses), manteniendo una mayor proporción de hojas verdes, en suelos bien drenados

Sus necesidades de nutrientes van de media a alta, teniendo buena respuesta a la fertilización nitrogenada. Tiene muy poca resistencia a las heladas, pero sus raíces no se ven afectadas. Su establecimiento se realiza en suelos bien preparados, mediante la siembra de semillas o material vegetativo. Es una especie que puede soportar manejos de carga continua, pero los mejores resultados en producción del forraje y su persistencia se logran en pastoreo rotacional. Soporta una carga animal variable entre 2.5 y 3 UA/ha, durante el período lluvioso, con una frecuencia de pastoreo entre 14-21 días, esto se asocia a su buen vigor y rápida recuperación después del pastoreo (Lascano *et al.*, 2002). Aunque generalmente es una gramínea para pastoreo, podría utilizarse en sistemas de corte y acarreo por su rápido crecimiento.

Por lo la alimentación en los sistemas de producción de doble propósito es a base de forrajes principalmente gramas nativas, las cuales no tienen una producción constante durante el año, ya que en la época de secas disminuye su calidad y cantidad. Esta época tiene una duración de cuatro a seis meses, por tal razón no se logran cubrir las necesidades nutrimentales del ganado (Castillo *et al.*, 2013), viéndose disminuida la producción tanto de leche como de carne.

Para evitar esta merma en la producción, durante esta época se suplementa con concentrados, los cuales tienen un alto costo. Debido a esta situación es necesario buscar alternativas a bajo costo, que cubran estas necesidades y una buena alternativa son las leguminosas forrajeras arbustivas, las cuales se adaptan a esta época del año, en la cual las gramíneas escasean, ya que conservan la mayoría de su follaje mejorando la productividad animal.

RESUMEN

El objetivo fue evaluar el efecto de la asociación *Brachiaria brizantha* (Insurgente) - *Cratylia argentea* sobre la producción y composición fisicoquímica de leche en vacas F1 (H x C) en pastoreo. Se utilizaron 12 vacas F1, con un peso vivo inicial de 550 kg, más de 3 partos, 90 días de lactancia y una producción de leche de 8.5 kg/vaca/día, además de 4 novillas fistuladas al rumen. Los animales se asignaron aleatoriamente a 4 grupos que se alojaron en 4 potreros de 1.6 ha c/u, correspondientes a las 4 combinaciones de 2 tratamientos con 2 repeticiones. La carga animal fue de 2.5 vacas/ha, el pastoreo fue rotacional con 5 días de ocupación y 25 de recuperación. Los tratamientos fueron: T1) Asociación y T2) Insurgente solo. Hubo 3 periodos de evaluación, cada uno de 25 días de adaptación y 5 días finales de muestreo, para un total de 90 días por la fase experimental. En cada repetición se aplicó un diseño cruzado con periodo extra, donde un grupo de vacas recibió la secuencia de tratamientos T1-T2-T2 y el otro, T2-T1-T1 en los 3 periodos. El PV, CC y PL fueron estadísticamente iguales (P>0.05) en ambos tratamientos. Con respecto a las variables de calidad de leche:

pH, grasa, proteína y solidos totales, tampoco se encontraron diferencias entre tratamientos (P>0.05). El valor nutricio de los forrajes tampoco fue diferente (P>0.05) entre tratamientos, pero se encontró diferencias (P<0.05), al comparar la calidad del forraje a la entrada y salida en las variables MS, PC, FDN, FDA y digestibilidad. Se evaluó la composición química de las heces, sin encontrar diferencias (P>0.05) entre los tratamientos. En el presente estudio, la asociación no incrementó la producción láctea individual, de lo que se infiere que la leguminosa contribuyó en grado reducido a mejorar la dieta debido a su bajo consumo por las vacas, el cual pudo deberse más que nada, a la avanzada madurez de las hojas de la misma.

Palabras clave: Leguminosa, pastoreo, doble propósito, características fisicoquímicas y digestibilidad.

INTRODUCCIÓN

La alimentación en los sistemas ganaderos de doble propósito, está basada principalmente en forrajes, ya que es un alimento barato para la producción, el cual se puede ocupar en diferentes formas como: pastoreo, corte, henificado o ensilado. Los pastos tropicales se caracterizan por tener un valor nutricional medio o bajo (Villalobos, 2014), debido a que tienen bajos contenidos de proteína, energía, pero alto contenido de fibras (paredes celulares), que limitan la producción de proteína microbiana en el rumen (Pérez *et al.*, 2001, Villarreal *et al.*, 2006); esto también hace que los animales consuman menos materia seca y por ende tengan un menor aporte de energía (Villalobos y Sánchez, 2010).

Por esa razón es importante realizar un buen manejo de los forrajes, con el objetivo de poder aprovecharlos durante su mejor época, en la cual tengan su máxima calidad (estado óptimo), esta se da antes de su floración ya que es el momento en el cual hay un mayor contenido de proteína y de elementos nutritivos digestibles tanto en las hojas como en el tallo.

Durante el año en la época de secas se observa una disminución en la producción de forraje, ya que su crecimiento es estacional y por ende su calidad es menor, teniendo como consecuencia una disminución en la producción tanto de leche como de carne, por esta razón es importante encontrar alternativas que puedan ayudarnos a mejorar esta situación. Una de las alternativas más utilizadas es la complementación por medio de concentrados, los cuales aumentan los costos de producción, debido a que el objetivo de la suplementación es cubrir los requerimientos nutricionales de los animales en producción. Debido a esto, se han buscado otras alternativas a bajo costo, las cuales nos ayuden a mejorar la alimentación dentro de estos sistemas de producción y una de ellas puede ser la introducción de nuevas o diferentes especies y cultivares de mejor calidad, los cuales aporten un mejor forraje, debido a su producción de biomasa y valor nutricional (Villalobos, 2014).

Dentro de estas estrategias, se encuentra la introducción de leguminosas forrajeras arbustivas, dentro de las cuales se encuentra *Cratylia argentea,* además también se debe de considerar el mejoramiento de la calidad nutritiva de las gramíneas, mediante la selección de estas, para que se encuentren en asociación con las leguminosas.

OBJETIVO

Evaluar el efecto de la asociación *Brachiaria brizantha - Cratylia argentea* sobre la producción y composición fisicoquímica de leche de vacas F1 (Holstein x Cebú) bajo pastoreo rotacional, en el trópico húmedo.

MATERIAL Y MÉTODOS

Localización

El estudio se realizó en el Módulo de Producción de doble propósito del Centro de Enseñanza, Investigación y Extensión en Ganadería Tropical (CEIEGT) de la Facultad de Medicina Veterinaria y Zootecnia (FMVZ), perteneciente a la Universidad Nacional Autónoma de México (UNAM). Localizado en el kilómetro 5.5, de la Carretera Federal Martínez de la Torre-Tlapacoyan, en la zona centro-norte del estado de Veracruz, situado a 20° 02' 05" de latitud norte y 97° 06' 22" de longitud oeste, con una altitud máxima de 151 msnm, cuenta con una superficie de

140 ha. El clima está clasificado como Af (m) w (e), correspondiente al cálido húmedo, de acuerdo a la clasificación de Köeppen, modificada por García (1981), con una temperatura y precipitación media anual de 23.4°C y 1840 mm respectivamente.

Los suelos son de tipo ultisol, arcillo-limosos, ácidos y con bajas concentraciones de P (3.5 ppm por Bray y 2.0 ppm por Olsen), S, Ca y K, así como baja capacidad de intercambio catiónico (10.5 meq/100 g), la saturación de aluminio no alcanza niveles tóxicos para las plantas (Castillo *et. al.*, 2005).

Animales Experimentales

Se utilizaron un total de 16 animales cruza F1 (Holstein x Cebú), doce vacas en producción, de 3 partos en adelante, que se encontraban entre los 70 - 90 días de lactancia al momento de comenzar con el experimento, teniendo una producción promedio de 8.5 L/vaca/día y un peso aproximado de 550 ± 50 kg, las cuales se asignaron aleatoriamente a 4 grupos de pastoreo, el ordeño fue de tipo mecánico una vez al día. Además de 4 vaquillas F1, fistuladas al rumen, para realizar una prueba de digestibilidad *in situ*, estas no estaban en producción, asignándose una por cada grupo de pastoreo.

Manejo de Tratamientos

Para el presente trabajo se contó con una superficie total de 6.4 ha, dividida en 2 repeticiones de campo de 3.2 ha cada una, a su vez divididas en 2 áreas de 1.6 ha, que se subdividieron en 6 potreros cada una, donde se alojaron los siguientes tratamientos:

T1: Asociación *Brachiaria brizantha - Cratylia argentea*, la cual se distribuyó de la siguiente manera: la leguminosa, sembrada a 2.5 m de distancia entre cada planta y a 3.0 m entre surcos, dando un total aproximado de 1200 plantas/ha. Entre los surcos se sembró la gramínea *Brachiaria brizantha.*

T2: *Brachiaria brizantha* monocultivo de gramínea.

Manejo de Potreros

El pastoreo fue de tipo rotacional con 5 días de ocupación y 25 días de recuperación, aplicándose una carga animal de 2.5 UA/ha (4 vacas en 1.6 ha).

En cada repetición (R1, R2), se aplicó un diseño permutable reversible para dos tratamientos, con un período extra para estimar el efecto residual del tratamiento previo, en el cual el grupo de vacas fue la columna y el período la hilera.

Figura 1. Distribución de tratamientos por cada repetición (R1 – R2).

R 1

R 2

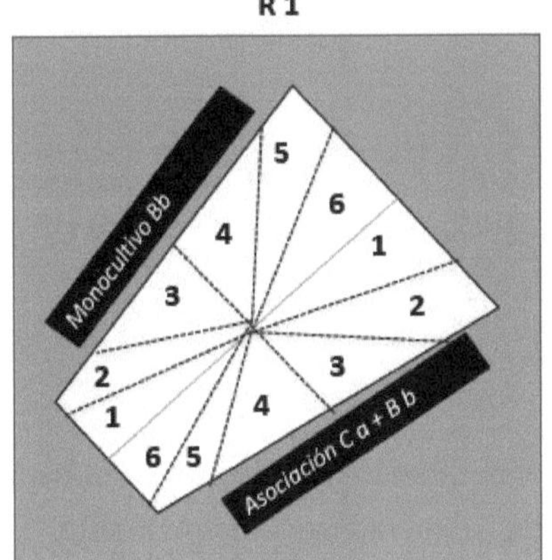

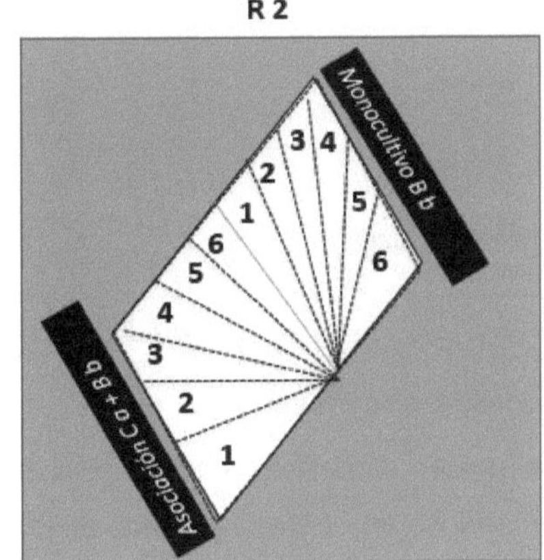

En las dos repeticiones R1 – R2 se alojaron 2 grupos de 4 vacas cada uno, un grupo recibió la secuencia de tratamientos T1-T2-T2 y el otro la secuencia T2-T1-T1, en los periodos 1, 2 y 3. Todas las vacas, durante el ordeño recibieron aproximadamente 1 kg de concentrado lechero comercial con 18% de PC por vaca, además dentro de cada repetición se tuvo un bebedero con acceso *ad libitum*.

Período Experimental

El trabajo experimental consto de tres períodos diferentes y continuos con una duración de 30 días cada uno, teniendo 25 días iniciales de adaptación a los tratamientos y 5 días finales de medición de las variables de respuesta, para un total de 90 días para toda la fase de campo.

Cuadro 1. Secuencia de tratamientos por período y repetición.

Período Experimental	Secuencia de Tratamientos	
	Repetición 1 (8 vacas)	
	Grupo 1 (4 vacas)	Grupo 2 (4 vacas)
Período 1 (01 al 30 días)	*Brachiaria brizantha - Cratylia argéntea*	*Brachiaria brizantha*
Período 2 (31 al 60 días)	*Brachiaria brizantha*	*Brachiaria brizantha - Cratylia argéntea*
Período 3 (61 al 90 días)	*Brachiaria brizantha*	*Brachiaria brizantha - Cratylia argéntea*

Mediciones Animales de Leche

Se registró diariamente de manera individual durante los 30 días de cada período, tomándose en cuenta los datos de los últimos 5 días (kg/vaca/día/período).

Peso Vivo

Se determinó por el pesaje de cada animal (kg/vaca) al inicio del periodo, en el día 1, para posteriormente promediarse.

Condición Corporal

Se evaluó mediante una escala de 1 a 5, al inicio y término de cada período los días 1 y 30, para posteriormente promediar los datos.

Calidad de la Leche

Las muestras se tomaron directamente del medidor individual, después de la ordeña, en bolsas de plástico estériles, libres de cualquier otra sustancia, cada muestra se identificó con los siguientes datos: fecha y lugar de muestreo e identificación del animal. Las muestras se conservaron en una hielera con refrigerantes a una temperatura de 2-6°C, para posteriormente ser transportadas al laboratorio.

Antes de realizar el análisis fisicoquímico de la leche, las muestras se homogeneizaron cada una por agitación e inversión repetida del recipiente que las contenía. Se trabajaron dentro de las primeras 24 horas, después de tomada la muestra, estas se deben mantener a una temperatura de $4°C \pm 2°C$, hasta el inicio de los análisis o menos sin llegar a la congelación (NMX-F-700-COFOCALEC-2004).

En el laboratorio, se evaluaron las características fisicoquímicas de la leche, para determinar su calidad, como lo son: grasa, proteína y sólidos totales expresadas en porcentaje (%), con un analizador ultrasónico (Lactoscan Milkanalyzer, Viguza ®), además de la acidez (pH) por medio de un potenciómetro.

Dosificación de Cromo

A partir del día 16 de cada período se comenzó a dosificar diariamente 4 g de sesquióxido de cromo (2g en la mañana y 2g en la tarde) durante 15 días. Para la dosificación se emplearon capsulas de gelatina con capacidad de 1g cada una, las cuales se revolvían con el concentrado. La colecta de muestras de heces se realizó durante los últimos 5 días de cada período.

Heces

Las muestras se tomaron, por colecta individual directamente del recto en bolsas de plástico, a partir del día 26 al 30 de cada período, durante la mañana y tarde. Estas se congelaron a -20°C, hasta el término del período. Posteriormente se descongelaron y se formó una muestra total con alícuotas de las muestras individuales, para determinar su calidad por medio del % MS, nitrógeno (% PC), fibra en detergente ácida (% FDA), fibra en detergente neutra (% FDN) y lignina (% LIG). Las muestras se pesaron en fresco y extendieron en platos de aluminio, para colocarse dentro de una estufa de aire forzado donde se secaron a una temperatura de 65°C durante 72 horas o hasta alcanzar peso constante. Posteriormente se molieron en un molino de Wiley con una criba de 2 mm y se almacenaron en bolsas de plástico debidamente identificadas, hasta que su análisis bromatológico.

Concentración de Cromo

Para determinar la concentración de cromo en las heces, se utilizó la técnica de espectrometría de absorción atómica, donde las muestras se sometieron a un proceso de incineración a una temperatura de 450°C durante 12 horas. En este procedimiento se utilizaron las cenizas, las cuales se sometieron a una digestión acida en vasos de precipitado, a los cuales se les colocaron 15 ml de la solución ácida y se pusieron sobre una placa caliente a una temperatura aproximada de 300°C, hasta tornarse de un color amarillo o rojizo, siguiendo el protocolo de Fenton & Fenton (1979). Posteriormente las muestras digeridas, se filtraron en matraces aforados de 25 ml, para alcanzar el aforo se utilizó agua des ionizada, finalmente se realizó una dilución 1:10 para realizar la lectura, mediante la utilización un espectrofotómetro de la marca Perkin Elmer®.

Mediciones Forraje

Materia Seca Presente (MSP, kg/ha)

Se evaluó a lo largo del experimento, para esto se seleccionaron 2 potreros por tratamiento y repetición, teniendo un total de 8 potreros para muestrear. Se tomaron muestras antes y después del pastoreo por los animales en cada potrero, por el Método de Rendimiento Doble Comparativo (Haydock y Shaw, 1975).

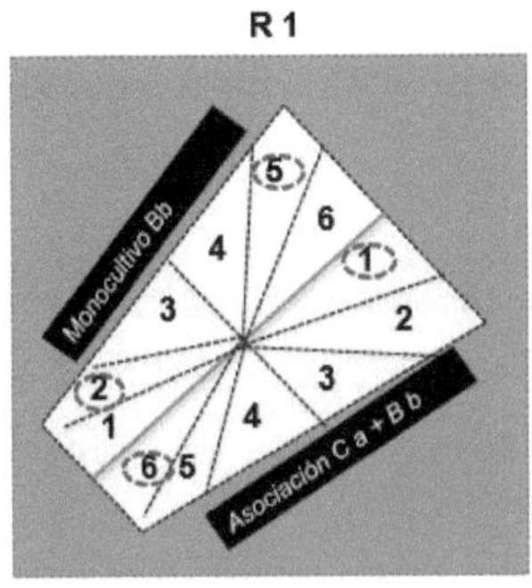

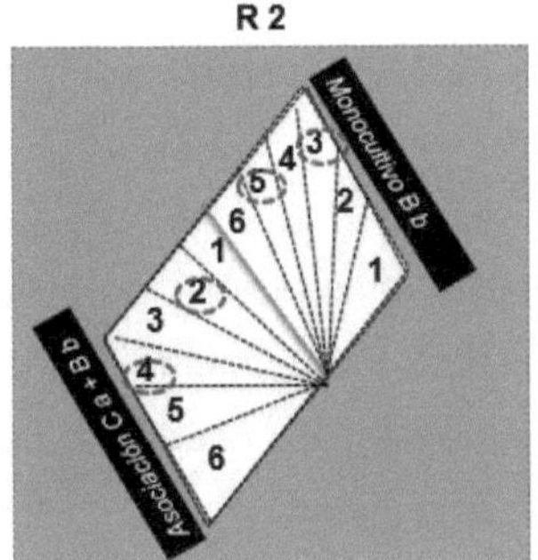

Para realizar el muestreo del forraje por este método, primero se recorrió y observo el área de pastoreo, con el objetivo de localizar 5 puntos o muestras reales, que sirvieron de referencia para la evaluación del muestreo visual. En el cual primero se eligieron 2 puntos:

1er. Punto: Es el lugar del potrero donde se encontró la menor cantidad de altura y cobertura de materia seca presente (MS), al cual se le dio una clasificación de 1.

2do. Punto: Es el lugar donde se encontró la mayor cantidad de MS, al cual se le dio una clasificación de 5.

Posteriormente se localizó el punto intermedios que corresponde (3).

3er. Punto: Se localizó un sitio intermedio entre los puntos 1 y 5 en cantidad de MS, al cual se le dio la clasificación de 3.

4to. y 5to. Punto: Se localizó un punto intermedio entre los puntos 1 y 3, al cual se le dio la clasificación de 2, posteriormente se localizó un punto intermedio entre el 3 y 5, al cual se le dio una clasificación de 4. Para esto en cada punto de referencia seleccionado, se identificó con una varilla de fierro o plástico con su debida numeración (1-5). Para iniciar la evaluación se tenía a la mano una hoja de papel donde se anotó la calificación de cada observación, una vez obtenido las calificaciones de las muestras visuales comparadas con la muestra reales, se procedió a realizar el corte de cada una de las muestras reales (1-5), donde se metieron en bolsas de plástico, para ser pesadas cada una de ellas y posteriormente someter una muestra en una estufa de aire forzado, a una temperatura de 65 ^{0}C durante 72 hr. para obtener el % de la materia seca.

Diseño Experimental

Para el análisis de los datos, se utilizó un diseño permutable, con un arreglo de cuadrado latino 2 x 2, empleando un periodo extra para estimar el efecto residual de los tratamientos. El modelo aditivo y lineal que se usó para los análisis de varianza fue el siguiente:

$$Y_{ijklmn} = \mu + B_j + S_k + V(BxS)_{i(jk)} + P_l + T_m + R_n + \varepsilon_{ijklmn}$$

Donde:

Y_{ijklmn}: Es cualesquiera de las variables de respuesta.

μ: Es la media general común a todas las observaciones.

B_j: Es el efecto fijo de la j-ésima repetición (j = R1, R2).

S_k: Es el efecto fijo de la k-ésima secuencia de tratamientos (k = T1-T2-T2, T2-T1-T1).

$V(BxS)_{i(jk)}$: Es el efecto aleatorio de la i-ésima vaca dentro de repetición x secuencia (i = 1, 2, 3).

P_l: Es el efecto del l-ésimo periodo (i = P1, P2, P3); T_m es el efecto del m-ésimo tratamiento (m = T1, T2).

R_n: Es el efecto residual del n-ésimo tratamiento (n = T1, T2).

ε_{ijklmn}: Es la variación residual o error experimental, común a todas las observaciones, supuesta ~N, I, μ = 0 y σ = 1.

Los datos se analizaron con el procedimiento PROC GLM de SAS/STAT® (2010) versión 9.0. Las medias de tratamiento y de su efecto residual, se compararon mediante la prueba de t, empleando un nivel de significancia de P < 0.05.

RESULTADOS

Producción Animal

Producción de Leche

Para esta variable no hubo diferencia estadísticamente significativa (P>0.05), en ambos tratamientos, siendo los promedios y errores estándar de 6.3±0.22 kg/vaca/día para el T1 (asociación) y 6.1±0.22 kg/vaca/día para el T2 (gramínea sola).

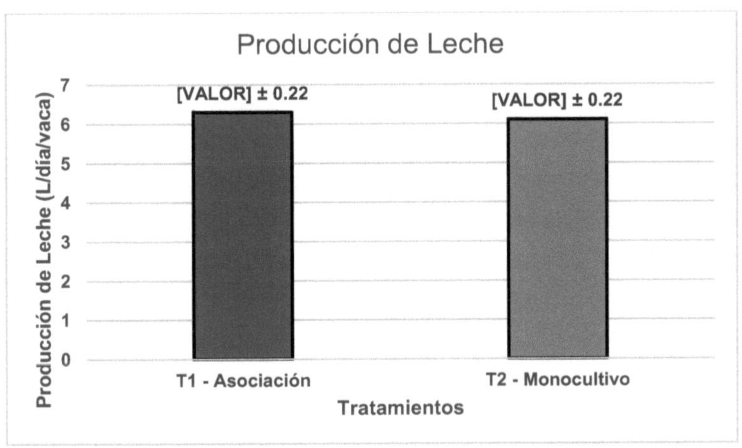

Figura 3. Medias (± error estándar) para la variable producción de leche de vacas que pastaron en dos pasturas experimentales: T1, asociación *C. argentea – B. brizantha*; y T2, *Brachiaria brizantha*, en el trópico húmedo del estado de Veracruz, México. Calidad de Leche.

Peso Vivo

En relación a esta variable, no se vio afectada por el tratamiento o periodo, ya que no hubo diferencias estadísticamente significativas (P>0.05), en ambos tratamientos, siendo el promedio y error estándar de 533±11.5 kg/vaca en el T1 (asociación) y 539±11.5 kg/vaca para el T2 (gramínea sola).

43

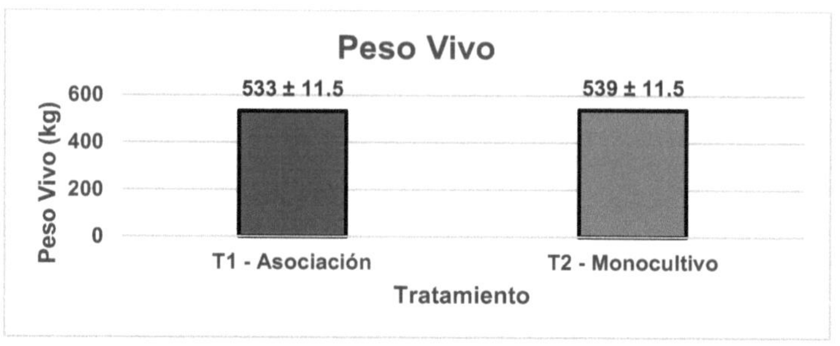

Figura 4. Medias (± error estándar) para peso vivo de vacas que pastaron en dos pasturas experimentales: T1, asociación *C. argentea – B. brizantha*; y T2, *Brachiaria brizantha*, en el trópico húmedo del estado de Veracruz, México.

Condición Corporal

Esta variable, no tuvo diferencias estadísticamente significativas (P>0.05) por tratamiento o periodo, siendo los promedios y errores estándar de 3.5±0.06 para el T1 (asociación) y 3.5±0.06 para el T2 (gramínea sola).

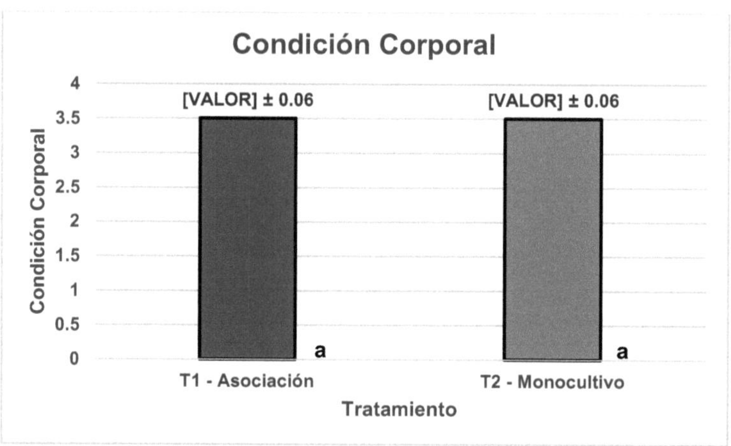

Figura 5. Medias (± error estándar) para condición corporal de vacas que pastaron en dos pasturas experimentales: T1, asociación *C. argentea – B. brizantha*; y T2, *Brachiaria brizantha*, en el trópico húmedo del estado de Veracruz, México.

pH

Esta variable no se vio afectada estadísticamente (P>0.05) por el tratamiento o período, siendo el promedio y errores estándar de 6.7±0.02 en el T1 (asociación) y 6.7±0.02 en el T2 (gramínea sola).

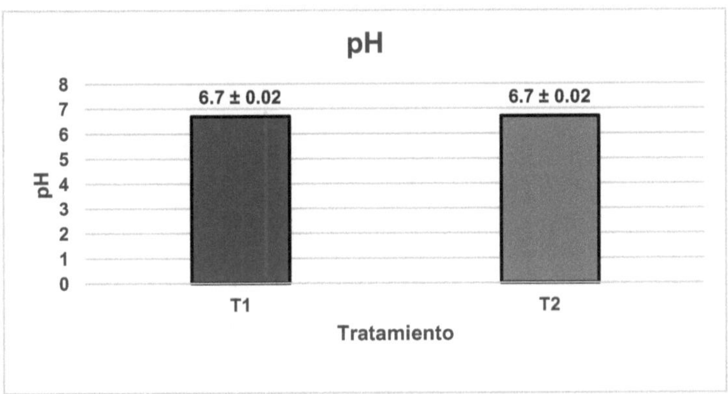

Figura 6. Medias (± error estándar) para la variable pH de leche de vacas que pastaron en dos pasturas experimentales: T1, asociación *C. argentea* – *B. brizantha*; y T2, *Brachiaria brizantha*, en el trópico húmedo del estado de Veracruz, México.

Grasa

Para esta variable no hubo diferencias estadísticamente significativas (P>0.05), en ambos tratamientos, siendo los promedios y desviaciones estándar los siguientes: de 5.2±0.13 % para el T1 (asociación) y 5.2±0.13 % para el T2 (gramínea sola).

Proteína

Tampoco esta variable, se vio afectada por el tratamiento o periodo, ya que no presento diferencias estadísticamente significativa (P>0.05), siendo los promedios y desviaciones estándar los siguientes: 2.6±0.03 % para el T1 (asociación) y 2.6±0.03 % para el T2 (gramínea sola).

Solidos Totales

- Esta variable no tuvo efecto por periodo o tratamiento, ya que no presento diferencias estadísticamente significativas (P>0.05), siendo los promedios y desviaciones estándar de 11.6±0.18 % para el T1 (asociación) y 11.5±0.18 % para el T2 (gramínea sola).

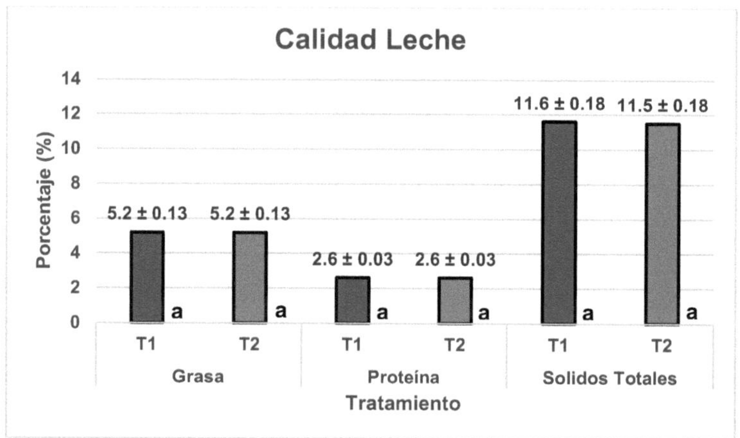

Figura 7. Medias (± error estándar) para la variables grasa, proteína y solidos totales de leche de vacas F1 (Holstein x Cebú) que pastaron en dos tratamientos: T1 (asociación) *C. argentea – B. brizantha*; y T2, *Brachiaria brizantha*, en el trópico húmedo del estado de Veracruz, México.

Consumo Materia Seca

En la variable Consumo de Materia Seca expresado en: g MS/ animal/d, % PV, g MS/kg PV y g MS/(PV)$^{.75}$, las medias (± error estándar), en los tratamientos T1 (asociación) y T2 (monocultivo), se presentan en el Cuadro 2. En el cual se observa que no hubo un efecto estadísticamente significativo (P>0.05), siendo similares los valores en ambos tratamientos.

Cuadro 2. Medias (± error estándar) para el consumo voluntario por vacas F1 (Holstein X Cebú) en pastoreo en los tratamientos (T1, asociación *C. argentea – B. brizantha*; y T2, *Brachiaria brizantha*).

Tratamiento	Consumo Materia Seca, expresado en:			
	g MS/animal/d	% PV	g MS/kg PV	g MS/(PV)$^{0.75}$
T1 (Asociación)	1385 [a]	2.53 [a]	25.3 [a]	122 [a]
T2 (Monocultivo)	1399 [a]	2.53 [a]	25.3 [a]	122 [a]
EE	0.6	0.08	0.8	4

Dentro de la columna, medias ± errores estándar seguidos de letras diferentes, son estadísticamente diferentes (P≤0.05).

Forrajes

- Biomasa Seca Presente antes y después del pastoreo

Las medias (± erros estándar) de la variable Biomasa seca presente antes y después del pastoreo, en los tratamientos T1 (gramínea asociada), T1 (leguminosa) y T2 (gramínea asociada), se presentan en el Cuadro 3. Donde se observa que no hubo un efecto estadísticamente significativo (P>0.05) a la entrada y salida del tratamiento T1 (gramínea asociada) y T1 (leguminosa), a diferencia del tratamiento T2 (gramínea sola), donde la media fue menor a la salida (P<0.05).

Cuadro 3. Medias (± error estándar) para biomasa seca presente antes y después del pastoreo de los dos tratamientos (T1, asociación *C. argentea – B. brizantha*; y T2, *Brachiaria brizantha*).

Tratamiento	Entrada / Salida	Biomasa Seca Presente (kg/ha)	EE
T1 (gramínea asociada)	Entrada	4027.16 [a]	531.69
	Salida	2951.25 [a]	348.85
T1 (leguminosa)	Entrada	102.91 [a]	10.71
	Salida	89.00 [a]	8.96
T2 (gramínea sola)	Entrada	5850.16 [a]	449.47
	Salida	3948.00 [b]	509.69

Dentro de la columna, medias ± errores estándar seguidos de letras diferentes, son estadísticamente diferentes (P≤0.05).

Composición Química de las Heces

En el cuadro 4, se presentan las medias (± error estándar) de las variables medidas para evaluar la composición química de las heces en cada tratamiento. Con relación a estas variables, no hubo diferencias estadísticamente significativas (P>0.05) entre tratamientos.

Cuadro 4. Medias (± error estándar) para cenizas (%), materia seca (%), proteína cruda (%), FDN (%), FDA (%) y Lignina (%) de las heces en los dos tratamientos (T1, asociación *C. argentea – B. brizantha*; y T2, *Brachiaria brizantha*).

Tratamiento	Cenizas (%)	Materia seca (%)	Proteína cruda (%)	FDN (%)	FDA (%)	LIG (%)
T1 (Asociación)	16.8 [a]	13.4 [a]	11.4 [a]	62.3 [a]	37.3 [a]	15.5 [a]
T2 (Monocultivo)	16.8 [a]	13.6 [a]	11.0 [a]	62.3 [a]	36.9 [a]	14.9 [a]
EE	0.34	0.22	0.15	0.31	0.31	0.31

Dentro de la columna, medias ± errores estándar seguidos de letras diferentes, son estadísticamente diferentes (P≤0.05).

- ## Composición Química de los Forrajes

En el cuadro 5 se muestran las medias (± error estándar) de la composición química de las dietas. El contenido de cenizas (%), no fue diferente (P>0.05) en ambos tratamientos, a la entrada o salida de los animales en pastoreo. Mientras que para la materia seca (%) si hubo un efecto (P<0.05), siendo mayor el contenido a la salida en el T2 (gramínea sola), a comparación al de la entrada. El contenido de proteína cruda (%), fue menor al momento de la salida (P<0.05), en el T1 (gramínea asociada).

Cuadro 5. Medias (± error estándar) para cenizas (%), materia seca (%) y proteína cruda (%), de los componentes forrajeros de los dos tratamientos (T1, asociación *C. argentea – B. brizantha*; y T2, *Brachiaria brizantha*).

Tratamiento	Entrada / Salida	Cenizas (%)	Materia seca (%)	Proteína cruda (%)
T1 (gramínea asociada)	Entrada	10.55 [a]	24.86 [a]	8.39 [a]
	Salida	10.21 [a]	26.18 [a]	7.11 [b]
T1 (leguminosa)	Entrada	10.35 [a]	29.12 [a]	20.77 [a]
	Salida	10.04 [a]	30.92 [a]	20.24 [a]

T2 (gramínea	Entrada	10.14 [a]	26.23 [a]	8.08 [a]
sola)	Salida	9.64 [a]	29.64 [b]	7.16 [a]
EE		0.11	0.52	0.74

Dentro de la columna, medias ± errores estándar seguidos de letras diferentes, son estadísticamente diferentes (P≤0.05).

En el cuadro 5 (continuación), se muestran los resultados de la variable FDN (%), la cual tuvo efecto estadísticamente significativo (P<0.05), a la salida en el T1 (gramínea asociada), siendo mayor el promedio a comparación del T1 (leguminosa), pero similar al T2 (gramínea sola). Para la variable FDA (%) hubo efecto (P<0.05), a la salida del tratamiento T1 (gramínea sola), siendo mayor el promedio a comparación de los otros. El porcentaje de digestibilidad fue menor (P<0.05), a la salida del T1 (gramínea asociada), mayor al del T1 (leguminosa) y similar al T2 (gramínea sola).

Cuadro 5 (continuación). Medias (± error estándar) para FDN (%), FDA (%), Lignina (%) y digestibilidad *in situ* (%), de los componentes forrajeros de los dos tratamientos (T1, asociación *C. argentea – B. brizantha*; y T2, *Brachiaria brizantha*).

Tratamiento	Entrada / Salida	FDN (%)	FDA (%)	LIG (%)	Digestibilidad (%)
T1 (gramínea	Entrada	73.05 [a]	38.60 [a]	5.93 [a]	74.67 [a]
asociada)	Salida	75.00 [b]	40.81 [b]	6.61 [a]	70.75 [b]
T1	Entrada	60.29 [a]	34.96 [a]	17.32 [a]	64.50 [a]
(leguminosa)	Salida	59.36 [a]	35.12 [a]	17.46 [a]	62.17 [a]
T2 (gramínea	Entrada	75.34 [a]	39.00 [a]	6.10 [a]	73.00 [a]
sola)	Salida	75.31 [a]	39.70 [a]	6.35 [a]	70.58 [a]
EE		0.87	0.40	0.64	0.71

Dentro de la columna, medias ± errores estándar seguidos de letras diferentes, son estadísticamente diferentes (P≤0.05).

Composición Química del Forraje después de la Prueba de Digestibilidad *in situ*

En el cuadro 6, la variable FDN (%), si tuvo efecto estadísticamente significativo (P<0.05), siendo mayor el promedio a la salida, a comparación de los otros tratamientos T1 (leguminosa) y T2 (gramínea sola). Mientras la variable FDA (%) fue mayor (P<0.05) a la salida del pastoreo, similar con el T2 (gramínea sola) y menor con el T1 (leguminosa).

Cuadro 6. Medias (± error estándar) para materia seca (%), proteína cruda (%), FDN (%), FDA (%) y LIG (%), de los componentes forrajeros de los dos tratamientos (T1, asociación *C. argentea* – *B. brizantha*; y T2, *Brachiaria brizantha*), después de la prueba de Digestibilidad.

Tratamiento	Entrada / Salida	Materia seca (%)	Proteína cruda (%)	FDN (%)	FDA (%)	LIG (%)
T1 (gramínea asociada)	Entrada	94.97 [a]	4.27 [a]	88.84 [a]	54.16 [a]	15.00 [a]
	Salida	94.81 [a]	4.04 [a]	90.72 [b]	56.74 [b]	13.34 [a]
T1 (leguminosa)	Entrada	95.17 [a]	12.54 [a]	82.10 [a]	62.96 [a]	34.80 [a]
	Salida	95.14 [a]	12.55 [a]	81.02 [a]	61.94 [a]	33.50 [a]
T2 (gramínea sola)	Entrada	94.67 [a]	4.16 [a]	89.90 [a]	54.28 [a]	13.20 [a]
	Salida	94.92 [a]	4.10 [a]	89.60 [a]	53.85 [a]	13.06 [a]
EE		0.05	0.48	0.50	0.54	1.2

Dentro de la columna, medias ± errores estándar seguidos de letras diferentes, son estadísticamente diferentes (P≤0.05).

Concentración de N – NH$_3$

En el cuadro 7 se presentan las medias ± error estándar de las concentraciones de N – NH$_3$ en líquido ruminal, en los dos tratamientos, observándose la mayor concentración en el tratamiento 2 de la repetición 1.

Cuadro 7. Medias (± error estándar) para la concentración de N – NH$_3$ (mg/dl) en líquido ruminal, en los dos tratamientos T1 (asociación *C. argentea* – *B. brizantha*); y T2 (*Brachiaria brizantha*).

Tratamiento	Repetición 1		Repetición 2	
	T1	T2	T1	T2
Media ± EE	4.31 ± 0.0	17.24 ± 0.0	15.80 ± 2.03	7.9 ± 1.01

Concentración AGV

En el cuadro 8 se presentan las medias ± error estándar de las concentraciones de los AGV en líquido ruminal, observándose una mayor concentración del ácido acético, en los dos tratamientos.

Cuadro 8. Medias (± error estándar) para la concentración de AGV (mM) en líquido ruminal, en los dos tratamientos T1 (asociación *C. argentea* – *B. brizantha*); y T2 (*Brachiaria brizantha*).

Tratamiento	Repetición 1		Repetición 2	
	T1	T2	T1	T2
Acético	0.0091 ± 0.0001	0.0111 ± 0.0003	0.0118 ± 0.0004	0.0117 ± 0.0003
Propiónico	0.0018 ± 0.000	0.0020 ± 0.000	0.0022 ± 0.000	0.0022 ± 0.000
Butírico	0.0013 ± 0.000	0.0014 ± 0.000	0.0016 ± 0.000	0.0015 ± 0.000

DISCUSIÓN

Producción Animal

Producción de Leche

Al evaluar la variable producción de leche en los dos tratamientos, se observó que al asociar a *Cratylia argentea* con el pasto insurgente no se produjo un incremento en la producción láctea individual, siendo esta de 6.3±0.32 L/animal/día, ocurriendo lo mismo en el tratamiento del pasto insurgente solo, obteniendo una producción de 6.1±0.32 L/animal/día, durante la época de secas. En un trabajo, realizado por Argel *et al.*, (2010), donde se compararon diferentes alimentos para complementar la alimentación en vacas, se encontró que al suplementar con *Cratylia argentea* en fresco hubo una producción de 10.9 kg/vaca/d, en tanto que con ensilado de *Cratylia argentea* la producción fue de 10.7 kg/vaca/d, siendo mayores estos promedios a los anteriormente reportados.

Por su parte, Sánchez y Ledin (2006) realizaron un estudio en donde se probaron tres tratamientos, en los cuales se suplemento con *Cratylia argentea* en diferentes niveles, como una nueva alternativa durante la época de secas, encontrándose incrementos de 1.2 a 1.73 kg/vaca/d, siendo mayores estos promedios a los obtenidos en este trabajo. Sin embargo la producción de leche, no solo depende de la inclusión de la leguminosa en la dieta, sino también de otros factores de tipo genético, fisiológico y ambiental. De esto se deduce que en el presente experimento la leguminosa no contribuyó a mejorar la dieta, y esto sucedió debido al bajo consumo que de esta hicieron las vacas, lo cual pudo estar asociado a la avanzada madurez del follaje ofrecido. En estudios anteriores se ha observado que las vacas lecheras llegan a rechazar el follaje inmaduro de la leguminosa cuando se ofrece en fresco, pero lo consumen si se orea (Argel y Lascano, 2011).

Peso Vivo

Con respecto a esta variable, no se encontró ninguna diferencia estadísticamente significativa (P<0.05) en ninguno de los tratamientos, pero cabe destacar que los animales que se encontraban pastoreando en el monocultivo (*B. brizantha*), tuvieron una mayor ganancia. González *et al.*, (2012), reporto mayores ganancias de peso a comparación de las obtenidas en el presente estudio, durante la evaluación de dos tratamientos, siendo las medias, para la asociación (*C. argentea – B. brizantha*/Toledo) de 327 kg y el monocultivo (*B. brizantha*) de 293 kg, obteniendo una mayor ganancia en la asociación. Comparativamente Valles *et al.*, (2016) al evaluar esta variable obtuvo los siguientes resultados en cada tratamiento: Asociación (*C. argentea – B. brizantha*) 292 kg/vaca y monocultivo (*B. brizantha*) 265 kg/vaca, observando una mayor ganancia en la asociación. Las diferencias de los resultados con los obtenidos en el presente trabajo, se pudieron deber a la diferencia de los pesos en los animales al momento de comenzar el experimento, de la edad y estado fisiológico, sin dejar de lado que en todos los trabajos y tratamientos se observó una ganancia de peso de manera constante. Resaltando que la mayor ganancia se obtuvo con la asociación, deduciendo que esta es una buena alternativa, para la época de secas, ya que va a ver presencia de forraje de buena calidad durante este tiempo, con el objetivo de no ver mermada la condición corporal y peso vivo.

Calidad de Leche

La asociación de *C. argentea* con *B. brizantha* no alteró la composición fisicoquímica de la leche, manteniéndose sus valores de calidad dentro de los rangos normales que se presentan durante la época de secas. Pero Argel *et al.*, (2010), en un estudio realizado en Costa Rica, donde se suplemento con esta leguminosa arbustiva, reportó los siguientes valores: Grasa, 3.7%; proteína, 3.2% y solidos totales, 12.5%, siendo menores la mayoría de los daros obtenidos en el presente trabajo. Sánchez y Ledin (2006) en Nicaragua, evaluaron estas mismas variables obteniendo los siguientes resultados: Grasa, 4%; proteína, 3.6%; y solidos totales, 12.4%, la mayoría de estos datos fue mayor a los obtenidos durante el experimento, a excepción del porcentaje de grasa que fue menor. Lo anterior permite afirmar que el suministro de *Cratylia argentea* como suplemento en pesebre o bien ramoneada, no disminuye o aumenta los parámetros de calidad de la leche.

Consumo de Materia Seca

En los resultados obtenidos en el presente trabajo, no se encontró alguna diferencia estadísticamente significativa (P<0.05), donde se evaluó el consumo de materia seca en dos tratamientos T1 asociación (*Cratylia argentea – Brachiaria brizantha*) y T2 monocultivo (*Brachiaria brizantha*), ya que los valores en ambos fueron similares. Sin embargo, Sánchez y Ledin (2006), reportaron consumos mayores a estos, en un estudio donde evaluaron una dieta basal de ensilado de sorgo *ad libitum*, sin y con suplementación de *Cratylia argentea* en diferentes niveles de 2 o 3 kg, observándose consumos de 2.00 y 2.89 kg MS/día respectivamente, siendo mayor el consumo en los tratamientos suplementados con la leguminosa a diferencia del sorgo solo.

Valles *et al.*, (2016), realizó un trabajo en Atzalan, Veracruz, donde evaluó la ganancia de peso vivo de terneras cruza Holstein x Cebú, las cuales se alimentaron con dos tratamientos: asociación (*Cratylia argéntea-Brachiaria brizantha*) y monocultivo de la gramínea (*Brachiaria brizantha*) pasto Toledo, bajo condiciones de pastoreo, obteniéndose consumos de 4.09 y 4.32 kg MS/día, siendo mayor el de la asociación. A comparación con los reportados en el presente estudio, estos consumos fueron mayores, debido al alto porcentaje de proteína en los tratamientos, ya que con esto se mejoran las condiciones para la actividad microbiana y por ende se aumenta el consumo de materia orgánica.

Composición Química de las Heces

Al evaluar la composición química de las heces no se encontró ninguna diferencia (P>0.05) en alguna de las variables. Pero cabe destacar que el valor del nitrógeno fue mayor al obtenido por Valles *et al.,* (2016) al evaluar esta variable, reportando los siguientes porcentajes: Asociación (*C. argentea-B. brizantha*) fue de 2.06% y para el monocultivo (*B. brizantha*) de 2.03%. Con respecto a las demás variables los valores fueron los siguientes, tanto para la asociación y el monocultivo: FDN no se determinó, FDA 48.62 – 50.67% y LIG 23.91 – 26.09, siendo estos porcentajes menores a los obtenidos en este estudio. Esto se pudo deber a la edad de la planta debido, a que al ser más madura se acumulan más paredes celulares las cuales hacen menos disponibles los compuestos del forraje.

Forrajes

Biomasa Seca Presente antes y después del pastoreo

Al evaluar esta variable, en el tratamientos T1 - *C. argentea* y T1 - *B. brizantha*), no se encontró diferencia (P<0.05), pero en el T2 (*B. brizantha*) la cantidad fue menor (P>0.05), a la salida del pastoreo. Los resultados de rendimiento de materia seca reportados por González *et al.,* (2012), donde trabajo con dos tratamientos, el primero alto en contenido de proteína (asociación *C. argentea – B. brizantha*/Toledo) tuvo las siguientes producciones 1922 – 734 kg/ha antes y después del pastoreo, mientras que para el tratamiento bajo en proteína (monocultivo *B. brizantha*/Toledo), obtuvo los siguientes promedios 770 – 413 kg/ha, siendo estos valores menores a los obtenidos en el presente trabajo.

En un trabajo realizado por Valles *et al.,* (2016), donde midió la cantidad de forraje producido en cada tratamiento antes y después del pastoreo, reporto los siguientes resultados, para la asociación (*C. argentea – B. brizantha*) 3217.67 – 1037.67 kg/ha y el monocultivo (*B. brizantha*) de 2322.33 – 723 kg/ha, observándose una mayor cantidad de forraje a la entrada del pastoreo en cada tratamiento a comparación de la salida. Estos resultados son menores a los obtenidos en este trabajo, debido a que el periodo de muestreo fue más corto y la época del año fue diferente, comprobando con esto la presencia de forraje durante la época de secas.

Composición Química de los Forrajes

Proteína Cruda

La calidad nutritiva de una planta forrajera depende de su composición química, digestibilidad y consumo voluntario (Argel y Lascano, 2011). En el presente trabajo se evaluó la calidad de los dos tratamientos utilizados, a la entrada y salida del pastoreo. Encontrando que el valor de proteína cruda para *Cratylia argentea* fue menor a comparación de lo reportado por González *et al.,* (2012), el cual realizo un estudio donde evaluó la calidad nutritiva de una dieta alta en proteína antes y después del pastoreo, obteniendo los siguientes valores para la leguminosa: 22.0 ± 0.76% y 19.9 ± 1.53%. Valles *et al.,* (2016) realizó un estudio donde evaluó la calidad nutritiva de *Cratylia argentea* reportando valores de PC de 27.1% a la entrada del pastoreo y 27.0% a la salida, siendo ambos valores mayores a los presentes en este trabajo.

Las asociaciones entre leguminosas y gramíneas, mejoran la materia orgánica del suelo y con esto la calidad del mismo, proporcionándole a los cultivo los nutrientes necesarios para su crecimiento, además de que las leguminosas tiene la capacidad de fijar nitrógeno al suelo, el cual está disponible para ser aprovechado por la gramínea. En el presente trabajo se observó que la calidad nutritiva se mantuvo durante la época de secas, obteniéndose una diferencia estadísticamente significativa (P>0.05) en los valores de PC a la entrada y salida del pastoreo para la gramínea asociada, siendo estos los siguientes: 8.39 y 7.11%.

De igual manera se evaluó a la gramínea sola sin obtener alguna diferencia (P<0.05), con los siguientes valores: 8.08% antes y 7.16% después del pastoreo.

González *et al.,* (2012), en un trabajo en donde se asoció a *Cratylia argentea* con *Brachiaria brizantha* – Toledo, reporto valores para la gramínea de 8.3% - 7.6% antes y después del pastoreo, para la gramínea sola se obtuvieron los siguientes porcentajes: 8.7% - 7.4%, siendo estos resultados similares a los obtenidos en el presente trabajo. A diferencia de los valores obtenidos por Valles *et al.,* (2016), en donde se evaluó la calidad nutritiva antes y después del pastoreo, de la gramínea *Brachiaria brizantha* – Toledo en asociación con *Cratylia argentea*, obteniendo los siguientes porcentajes 11.2% y 11.0%, para el monocultivo de la gramínea los valores fueron de 11.8% y 11.3%, siendo estos valores mayores a los reportados en este trabajo. Esto se pudo deber al tiempo que tiene cada asociación y a que los muestreos en los forrajes se llevaron a cabo en diferentes épocas del año, siendo esta la de mayor influencia para la calidad de los forrajes FDN, FDA y LIG

El contenido de fibra y el grado de lignificación son los dos factores más importantes que determinan el valor nutritivo de los forrajes, ya que durante la época de secas disminuye su calidad principalmente por el contenido de PC y aumentan los valores de fibras (FDN, FDA y LIG), debido a la maduración del forraje por las condiciones ambientales.

En el municipio de Atzalan, en el estado de Veracruz González *et al.,* (2012), realizó la evaluación nutritiva de la asociación de *Cratylia argentea - Brachiaria brizantha*-Toledo a la entrada y salida del pastoreo, obteniendo los siguientes valores para la leguminosa en cada una de las fibras: FDN 51.6 - 52.2%, FDA 32.5-33.5% y LIG 16.7 - 16.7%. Para la gramínea asociada los resultados fueron: FDN 73.3-74.6%, FDA 42.9-46.0% y LIG 13.4-14.3%. Por último la gramínea en monocultivo presento los siguientes promedios: FDN 73.1 - 74.89%, FDA 42.6-45.01% y LIG 13.8-14.21%, siendo la mayoría de estos valores mayores a los obtenidos en el presente trabajo.

El trabajo de pastoreo realizado por Valles *et al.*, (2016) donde evaluó la composición química de la leguminosa forrajera arbustiva *Cratylia argentea* antes y después del pastoreo, registró los siguientes valores: FDN 58.7–58.0%, FDA 39.3-9.0 % y LIG 20.4-19.3%. Para la gramínea asociada se obtuvieron los siguientes porcentajes: FDN 73.8-71.8%, FDA 43.7-43.0% y LIG 9.0-8.7 %. Por último se evaluó la gramínea *Brachiaria brizantha* – Toledo en monocultivo, teniendo los siguientes resultados: FDN 74.5-75.1%, FDA 41.3-43.3% y LIG 8.3-9.0%. En comparación con los resultados obtenidos en el presente trabajo la mayoría de las variables evaluadas presentan promedios menores a los reportados anteriormente. Esto se debe principalmente por la época del muestreo, ya que cambian las condiciones climáticas y la edad del forraje, debido a que con el paso del tiempo se comienzan a acumular las paredes celulares, siendo estos los factores que afectan principalmente la calidad nutritiva del forraje.

Digestibilidad *in situ*

Se realizó la evaluación de la digestibilidad *in situ* de los componentes botánicos en cada tratamiento, encontrando diferencia en el T1 (*B. brizantha*) asociada, ya que este fue menor ($P<0.05$). Los porcentajes obtenidos por González *et al.*, (2012) en esta prueba para cada tratamiento fueron los siguientes: asociación (*C. argentea* – *B. brizantha*/Toledo) 69% y monocultivo (*B. brizantha*/Toledo) 58%, siendo estos valores menores a los reportados es este trabajo. A diferencia de un estudio realizado por Valles *et al.*, (2016), donde reporto valores de degradación mayores del 70% en cada uno de los tratamiento, sin encontrar ninguna diferencia, siendo los promedios los siguientes: *C. argentea* 72.0%, *B. brizantha* (asociada) 73.5% y *B. brizantha* (monocultivo) 72.3%. Comparativamente con los resultados obtenidos en este trabajo los porcentajes de la gramínea tanto en asociación como en monocultivo son similares, pero para la leguminosa es menor, esto puede deberse a la época del año y a la edad del forraje.

CONCLUSIÓN

La inclusión de *Cratylia argentea* en la dieta de bovinos de doble propósito en pastoreo durante la época de secas, es una buena alternativa para mejorar el valor nutritivo de la dieta, sin alterar ningún parámetro de producción. Ya que durante el trabajo se observó que no incrementó la producción de leche, pero si permitió mantener los valores de calidad dentro de los rangos esperados para este tipo de sistema de producción, además que mantuvo al ganado sin perder peso ni condición corporal, durante esta época critica del año, en la cual escasea el forraje y disminuye su calidad.

Para la alimentación, en un sistema de doble propósito en pastoreo, la asociación con esta leguminosa arbustiva es una buena opción, la cual contribuye a mejorar la calidad de la dieta, complementando las deficiencias de la gramínea, durante la época de estiaje, principalmente el porcentaje de proteína, para cubrir los requerimientos de los rumiantes, esto se debe principalmente por su alta degradabilidad en el rumen. Por esta razón es importante realizar cortes de homogenización en la leguminosa, antes de ser pastoreada con el objetivo de que el ganado al momento de entrar al potrero consuma alimento de buena calidad y con esto estimular su consumo, viéndolo reflejado directamente en una buena producción tanto de carne como de leche y posteriormente realizar esta actividad de corte de manera frecuente, para prevenir la maduración del forraje, ya que este es un punto vital, el cual influye directamente en el consumo de este recurso. Además se ha encontrado información en la que se sugiere que esta leguminosa puede tener un mayor efecto si se combina con alguna fuente rica en energía como pueden ser la caña de azúcar o bagazo de cítricos, los cuales son abundantes en la región tropical.

REFERENCIAS

1. A.O.A.C. Official Methods of Analysis. 13 ed, Association of Analytical Chemists, Inc., Virginia. 1984.
2. Argel PJ. Contribución de los forrajes mejorados a la productividad ganadera en sistemas de doble propósito, CIAT, 2006.

3. Argel PJ, Lobo di Palma M, Romero F, González J, Lascano CE, Kerridge PC, Holmann F. Silage of *Cratylia argentea* as dry season feeding alternative in Costa Rica. FAO Electronic Conference on Tropical Silage. 2010 (161). 65-67.
4. Argel PJ, Lascano CE. *Cratylia argentea* (Desvaux) O. Kuntze: Una nueva leguminosa arbustiva para suelos ácidos en zonas subhúmedas tropicales. Pasturas Tropicales, Vol. 20 (1), 2002.

5. Argel PJ, Lascano CE. *Cratylia argentea*: Una nueva leguminosa arbustiva para suelos ácidos en zonas subhúmedas tropicales. Agroforesteria para la Producción Animal en Latinoamérica, FAO, 2011.
6. Benavides CA, Valencia M, Estrada J. Efecto de la veranera forrajera (Cratylia argentea) sobre la ganancia de peso de Ganado doble propósito. Veterinaria Zootecnia. 4 (1). 2010, 23-27.

7. Castillo E, Valles B, Mannetje L, Aluja-Schunemann A. Efecto de introducir *Arachis pintoi* sobre variables del suelo de pasturas de grama nativa del trópico húmedo mexicano. *Téc. Pec. Méx.* 43 (2). 2005, 287-295.

8. Castillo A, Pardo O, Parra J, Cerinza O, Pinzón S, Correal W, Rojas A. Establecimiento, manejo y uso de la leguminosa arbustiva forrajera Cratylia argentea cv Veranera en el piedemonte Llanero. Corporación Colombiana de Investigación Agropecuaria. 2007, 1 – 24.

9. Castillo E, Estrada JG, Valles B, Castelán OA, Ocaña E, Jarillo J. Rendimiento total de Materia Seca y Calidad nutritiva de hojas y tallos jóvenes de cuatro accesiones de *Cratylia argentea* en el trópico húmedo de Veracruz, México. Avances en Investigación Agropecuaria. 2013, 17 (1): 79 -97.

10. Fenton & Fenton. An improved procedure for the determination of chromic oxide in feed and feces. Canadian Journal of Animal Science. (59). 1979, 631-634.

11. García, E. Modificaciones al sistema de clasificación climática de Köppen. 3a. Ed. Instituto de Geografía, UNAM. México. 1981. 217.

12. Goering HK, Van Soest PJ. Forage Fiber Analyses (Apparatus, Reagents, Procedures and some Applications. Agriculture Handbook, U. S. Department of Agriculture (379), 1970.

13. González M, Valles B, Alonso M, Castillo E, Ocaña E, Jarillo J. Effect of grazing Cratylia argentea associated with Brachiaria brizantha–Toledo on quality pasture and weight gain in Holstein x Zebu heifers. Tropical and Subtropical Agroecosystems. 2012 (15) SUP 2: S1-S11.

14. Haydock KP, Shaw NH. The comparative yield method for estimating dry matter yield of pasture. Australian Journal of Experimental Agriculture and Animal Husbandry. 1975 (15). 663 – 670.

15. Holmann, F, Lascano C. Efecto de la suplementación con *Cratylia argéntea* cv. Veraniega fresca y ensilada sobre la producción de leche en vacas en sistemas doble propósito en el trópico subhúmedo de Costa Rica. Consorcio Tropileche. 1997.

16. INEGI. [Página web en internet]. Regiones Naturales y Biogeografía de México. [Citado el 12 de noviembre del 2014]. Disponible en: URL: http://www.inegi.org.mx/inegi/SPC/doc/INTERNET/1-GEOGRAFIADEMEXICO/MANUAL_REGNATBIOGEOG_VS_ENERO_29_2008.pdf.

17. Kjeldahl, JZ. A new method for the determination of nitrogen in organic bodies. Analytical Chemistry. 22 (1883): 366.

18. Lascano C, Rincón A, Plazas C, Ávila R, Bueno G, Argel PJ. Veranera (Cratylia argentea (Desvaux) O. Kuntze): Leguminosa arbustiva de usos múltiples para zonas con períodos prolongados de sequía en Colombia. CORPOICA. 2002. 28.

19. Magaña JG, Ríos G, Martínez JC. Los sistemas de doble propósito y los desafíos en los climas tropicales de México. Arch. Latinoam. Prod. Anim. 2006. Vol. 14 (3): 105-114.

20. Maass, B. L. Evaluación Agronómica de *Cratylia argentea* (Desvaux) O. Kuntze en Colombia. En: Potencial del Género *Cratylia* como Leguminosa Forrajera. Pizarro, E. A. y Coradin, L. (eds.). EMBRAPA, CENARGEN, CPAC y CIAT, Memorias Taller sobre *Cratylia* realizado del 19 al 20 de julio de 1995 en Brasilia, Brasil. 62-74.

21. Mejía HJ. Consumo Voluntario de Forraje por Ruminates en Pastoreo. Acta Universitaria. (12) 3. 2002, 56-63.

22. Minson, JD. Forage in Ruminant Nutrition. Academic Press. San Diego, CA.1990.

23. Norma Mexicana NMX-F-700-COFOCALEC-2004 - Sistema Producto Leche – Lácteo –Leche Cruda de Vaca – Especificaciones Fisicoquímicas, Sanitarias y Métodos de Prueba. Publicada en el Diario Oficial de la Federación el día 23 de Junio del 2004.

24. Olivera Y, Machado R, del Pozo PP. Características botánicas y agronómicas de especies forrajeras importantes del género Brachiaria. Pastos y Forrajes. 29 (1). 2006, 5.

25. Orantes MA, Platas D, Córdova V, De los Santos MC, Córdova A. Caracterización de la Ganadería de doble proposito en una region de Chiapas, México. Ecosistemas y Recursos Agropecuarios. 1 (1). 2014, 49 – 58.

26. Pizarro EA, Carvalho MA, Ramos AKB. Introducción y evaluación de leguminosas forrajeras arbustivas en el Cerrado brasileño. En: Pizarro EA, y Coradin , (eds). Potencial del género *Cratylia* como leguminosa forrajera. Embrapa, Cenargen, CPAC y CIAT, Memorias del Taller sobre *Cratylia* realizado el 19 y 20 de Julio de 1995, Brasilia, Brasil. 40 – 49.

27. Pérez JP, Alarcón BZ, Mendoza GDM, Barcena RG, Hernandez AG, Herrera JGH. Efecto de un banco de proteína de kudzu en la ganancia de peso de toretes en pastoreo de Estrella Africana. Técnica Pecuaria en México. (39) 2001, 39-52.

28. OIEDRUS a. [Página web en internet]. Leche de Bovino, Producción Anual 2015. . [Citado el 25 de noviembre del 2016]. Disponible en: URL: http://www.oeidrus-veracruz.gob.mx/principal/anio_pecuario?productos=Leche+de+bovino&indicadores=pec_produccion&example_length=5

29. OIEDRUS b. [Página web en internet]. Carne en Canal de Bovino, Producción Anual 2015. . [Citado el 25 de noviembre del 2016]. Disponible en: URL: http://www.oeidrus-veracruz.gob.mx/principal/anio_pecuario?productos=Carne+en+canal+de+bovino&indicadores=pec_produccion&example_length=5

30. Orskov ER, Hovell FD, Mould F. The use of the nylon bag technique for the evaluation of feedstuffs. Tropical Animal Production. (5) 3, 1980. 195 – 213.

31. Pizarro EA. Especies arbustuvas, gramíneas y legumunosas para el trópico Americano. IX Seminario de Pastos y Forrajes. 2005. 30-49

32. Queiroz LP, Coradin L. Biogeografía de *Cratylia* en áreas prioritarias para colecta. Memorias del taller sobre Cratylia. Brasil, 1995. 1-28.

33. Reyes N, Pasquier F, Rojas M. Efecto de diferentes densidades de siembra y alturas de corte sobre la producción de Biomasa y Composición Química de *Cratylia argente*. La Calera, Ciencia Animal. 2008 (9), 60-66.

34. Rincón A, Pardo O, Parra JL, Cerinza OJ, Pinzón SM, Correal WA, Rojas A. Establecimiento, manejo y uso de la leguminosa arbustiva forrajera *Cratylia argentea* cv Veranera en el Piedemonte Llanero. Corporación Colombiana de Investigación Agropecuaria. 2007, 1 – 24.

35. Rosero J, Ortiz S, Horacio L, Peters M, Ramírez G. Sistemas de siembra de *Cratylia argentea* cultivar Veranera en dos localidades del valle del río Cauca, Colombia. Universidad Nacional de Colombia. Acta Agronómica. 2010, 429 -434.

36. Sánchez NR, Ledin I. Effect of feeding diferent levels of foliage from Cratylia argentea to creole dairy cows on intake, digestibility, milk production and milk composition. Trop Anim Health Prod. (38). 2006, 343-351.

37. SAS/STAT®. Cary, NC: SAS Institute Inc. 2010.

38. SIAP-SAGARPA. [Página web en internet]. Resumen Nacional Producción, Precio, Valor, Animales Sacrificados y Peso 2015. [Citado el 10 de noviembre del 2016]. Disponible en: URL: http://infosiap.siap.gob.mx/anpecuario_siapx_gobmx/ResumenNacional.do

39. Simón L, López O, Älvarez D. Evaluación de vacas de doble propósito de genotipo Holstein X Cebú en sitemas de pastoreo arborizado. I. Primíparas. Pastos y Forrajes. (33) 1. 2010, 1-6.

40. Sosa RE, Cabrera TE, Pérez RD, Ortega RL. Producción estacional de material seca de gramíneas y leguminosas forrajeras con cortes en el Estado de Quintana Roo. Técnica Pecuaria en México. (46). 2008, 413-426.

41. Sobrinho JM. Nunes MR. Estudos Desenvolvidos Pela Empresa Goiana de Pesquisa Agrpecuária com *Cratylia argentea*. En: Potencial del Género *Cratylia* como Leguminosa Forrajera. Pizarro, E. A. y Coradin, L. (eds.). EMBRAPA, CENARGEN, CPAC y CIAT, Memorias Taller sobre *Cratylia* realizado del 19 al 20 de julio de 1995 en Brasilia, Brasil. 53-61.

42. Turgut I, Duman A, Bilgili U, Acikgoz E. Alternate row spacing and plant density effects on forage and dry matter yield of corn hybrids (*Zea mays* L.). J. Agron. Crop Sci. (191) 2005, 146-151.

43. Valles B, Castillo E, Ocaña E, Jarillo J. *Cratylia argentea*: Un arbusto forrajero potencial en Sistemas Silvopastoriles. Rendimiento y calidad de accesiones según las edades de rebrote y estaciones climáticas. Revista Chapingo Serie Ciencias Forestales y del Ambiente. 2014, 277-293.

44. Valles B, Castillo E, Alonso MA, Ocaña E, Jarillo J. Live-weight gains of Holstein X Zebu heifers grazing a Cratylia argentea/Toledo-grass (Brachiaria brizantha) association in the Mexican humid tropics. Agroforest System. 2016.

45. Van Soest PJ. Nutritional Ecology of the Ruminant. Second Ed. Cornell University Press. Ithaca, N. Y. 1994.

46. Villalobos L, Sánchez J. Evaluación agronómica y nutricional del pasto Ryegrass perenne tetraploide (*Lolium perenne*) producido en lecherías de las zonas altas de Costa Rica. II. Valor nutricional. Agronomía Costarricense 34 (1). 2010, 43-52.

47. Villalobos L, Arce J. Evaluación agronómica y nutricional del pasto estrella africana (*Cynodon nlemfuensis*) en la zona de Monteverde, Puntarenas, Costa Rica. II. Valor Nutricional. Agronomía Costarricense. 38 (1). 2014, 133-145.

48. Villareal M, Cochran RC, Rojas A, Murillo O, Muñoz H, Poore M. Effect of supplementation with pelleted citrus pulp on digestibility and intake in beef cattle fed a tropical grass-based diet (*Cynodon nlemfuensis*). Animal Feed Science and Technology. (125) 2006, 163-173.

Asociación *Cratylia argentea-Brachiaria brizantha* (pasto Insurgente) Sobre la producción leche de bovinos F1 Holsteins X Cebú bajo pastoreo rotacional en el trópico

Epigmenio Castillo Gallegos, Eliazar Ocaña Zavalera, Braulio Valles de la Mora † y Manuel Enrique Toledo Pulido.

INTRODUCCIÓN

Distintos autores han encontrado que la asociación entre gramíneas y leguminosas arbustivas en pastoreo, han resultado favorable en la producción animal con base a pastos, desde una reducción de costos de alimentación, incremento en la producción diaria de leche en época de sequía, así como también el aporte de nitrógeno al suelo (leguminosas)y un ambiente favorable para los animales y el suelo, evitando así un gasto en la fertilización de la pradera y a la vez manteniendo o incrementando en el suelo, el contenido de este importante nutriente (Castillo *et al.*, 2005 y Valles *et al.*, 2008*).*

Las leguminosas tropicales han sido muy poco aprovechadas en la alimentación animal. Sin embargo, son plantas que se encuentran de manera abundante en la mayor parte de los ecosistemas tropicales de México. Su principal atributo alimenticio es el alto contenido de proteína que varía del 14% al 28%, lo que induce a un mayor consumo voluntario, obteniendo incrementos en los rendimientos productivos de carne y leche hasta de un 50% o más. Esta familia tiene un papel muy importante al mejorar la fertilidad de los suelos, realizando la transformación del nitrógeno atmosférico a nitrógeno soluble en el suelo, mediante la simbiosis con bacterias del genero *Rhizobium*, que llegan a fijar hasta 500kg/ha/año de nitrógeno. También, las leguminosas tienen mejor crecimiento que las gramíneas durante la época de sequía, debido a sus raíces profundas. Por esto, estas plantas pueden ser utilizadas estratégicamente para proveer de alimento al ganado en pastoreo durante la sequía.

El presente trabajo tiene como objetivo, comparar la producción de leche en vacas F1 Holstein x Cebú que pastan en un área de pasto insurgente (*Brachiaria brizantha)* o bien un potrero donde el pasto insurgente se asociará con la leguminosa arbustiva *Cratylia argentea.*

Por lo que la disponibilidad de pastos de buena calidad, ha sido una de las principales limitaciones para que los trópicos, dadas sus características de ubicación y condiciones climáticas, se conviertan en zonas especializadas para la producción de carne y leche. La calidad en los forrajes, y principalmente la baja producción en la temporada de invierno y sequía, obligan a buscar alternativas para enfrentar la escasez de alimento, cuando la mayoría de las gramíneas no cumplen con las necesidades nutrimentales del ganado. Una de las alternativas con mayor potencial a mejorar, no sólo la alimentación animal en los sistemas de producción pecuaria, sino también la fertilidad del suelo, es el uso de asociaciones de gramínea-leguminosa.

El pasto Insurgente (*Brachiaria brizantha)* es uno de los más utilizados en las áreas tropicales de México. También, responde adecuadamente a la asociación con las leguminosas arbóreas o arbustivas como *Cratylia argentea*. Esta planta arbustiva es de hábito voluble, cuyo origen se encuentra en América del Sur, y es capaz de producir la mitad de su forraje en el periodo seco, lo que la convierte en una alternativa de solución para las regiones tropicales con sequías prolongadas.

Estudios realizados en el CEIEGT (trópico húmedo de Veracruz), la asociación de pasto Toledo (*Brachiaria brizantha*) con la leguminosa *Cratylia argentea* fue significativamente ($P<0.05$) superior al pasto Toledo solo, en ganancias de peso de novillonas F1 en crecimiento, con 800 vs 400 g/animal/día, en la época crítica de enero a mayo de 2011 (González *et al.*, 2012) y 400 vs 200 g/animal/día en una segunda etapa, realizada de enero a mayo de 2012.

Los antecedentes citados, llevaron a proponer a la asociación de pasto Insurgente (*B. brizantha*) con *Cratylia argentea*, como una posible alternativa de solución a la baja producción de leche obtenida de las praderas de gramíneas, durante la época crítica, en la región centro-norte del estado de Veracruz.

OBJETIVOS

Objetivo general

Comparar la producción de leche en vacas F1 Holstein x Cebú que pastan una asociación de leguminosa arbustiva *Cratylia argentea* y pasto insurgente (*Brachiaria brizantha*), con la de vacas que pastan solamente la gramínea, bajo condiciones de pastoreo rotacional, en un clima cálido húmedo del estado de Veracruz.

Objetivos específicos

Evaluar el efecto de la asociación sobre:

* La producción de leche por las vacas en pastoreo.
* El valor nutritivo de los componentes de la asociación y de la gramínea sola, en términos de proteína cruda (PC, %), fibra en detergente neutro (FDN, %) fibra en detergente ácido (FDA, %), lignina (LIG, %) y digestibilidad *in situ* a tiempo fijo de 48 h (DIS, %).

El trabajo se realizó en el Centro de Enseñanza, Investigación y Extensión en Ganadería Tropical (CEIEGT**).**

El CEIEGT se localiza en el Estado de Veracruz, a una altura de 151 msnm. Cuenta con un total de 284 ha, divididas en tres predios: con 140, 30 y 114 ha, respectivamente. Se ubican en el Km 5.5 de la Carretera Federal Martínez de la Torre-Tlapacoyan. Los Módulos de Producción de Bovinos de Doble Propósito

Contribución a la enseñanza, investigación y difusión de la producción ganadera tropical, a través de un modelo práctico de producción de bovinos, en un sistema de doble propósito, con vaquillas F1 Ho x Ce para la producción de leche, con base en el aprovechamiento de los recursos tropicales, principalmente los forrajes.

Funciones

• Investigar, evaluar y difundir tecnologías de producción eficientes y que coadyuven a la satisfacción de necesidades técnicas, económicas y ecológicas de los sistemas de producción animal en las regiones tropicales de nuestro país.

• El área dónde se realizó el trabajo, pertenece al Módulo de Producción de Bovinos de Doble Propósito del CEIEGT–FMVZ-UNAM Tlapacoyan, Veracruz. Tiene como objetivos, la producción de leche y carne mediante la cría de vacas F1 de la cruza Holstein x Cebú, y la engorda de machos y hembras provenientes de cruzamientos terminales, empleando razas especializadas en la producción de carne.

Asimismo, se producen animales ¾ Cebú – ¼ Holstein, de los cuales los machos se van al abasto y las hembras se utilizan para producir animales del genotipo 7/8 Cebú 1/8 Holstein, para ser utilizados en el mismo módulo para la producción de leche y crías (machos y hembras), para reemplazo.

El sistema se basa en la producción estacional de leche, y un sistema de pastoreo rotacional de alta densidad, con complementación en épocas de estiaje o en aquellos estados fisiológicos o productivos altamente demandantes. Bajo este sistema se obtienen producciones de 2500 kg de leche/vaca. La leche producida en este Módulo es industrializada en su Taller de Lácteos, el cual tiene entre otros objetivos: generar tecnología mejorada que permita la elaboración de productos lácteos de mejor calidad, así como servir como un Centro de Capacitación donde se organizan y ofrecen cursos de tecnología de elaboración de productos lácteos.

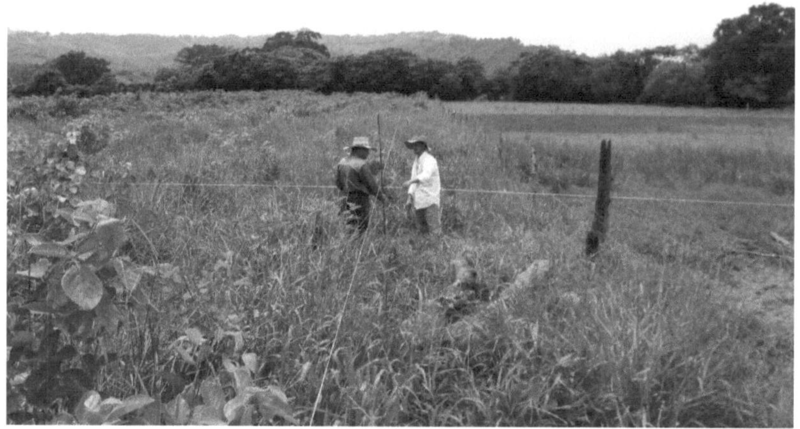

Figura. 2 Sitio experimental de los forrajes asociadas (*C. argentea* y *B. brizantha*).

Perspectivas alcanzar.

1. Conocer los parámetros de producción de leche.

   Esperando producciones de leche de entre 6 y 12 kg de leche por vaca/día y entre 2500 kg de leche por hectárea al año.

2. Escasez de forrajes consumibles, durante la época de sequía.

   C. argentea es capaz de producir hasta el 50% sobre la producción de la gramínea en el periodo seco.

3. Conocer el déficit o aumento de producción de biomasa en las praderas.

   Las especies arbustivas producen más biomasa que las herbáceas, toleran mejor el mal manejo y tienen la capacidad de rebrotar y ofrecer forraje de buena calidad en localidades con sequías prolongadas.

4. Baja calidad nutritiva de la gramínea y de la pradera en general

   Las gramíneas son especies que no fijan nitrógeno al suelo, pero sí lo demandan en alta cantidad.

5. Deficiencia nutricional del suelo en base a nitrógeno y materia orgánica.

Los componentes más apropiados es la asociación con arbustos fijadores de nitrógeno como son las leguminosas arbustivas, (*Cratylia argéntea*).

6. <u>Suelo deficiente en nitrógeno y materia orgánica</u>.
   Lo que ayuda a que tanto los forrajes como los animales manifiesten su potencial productivo de manera más sostenible.

ALCANCES Y LIMITACIONES

Alcances

Los alcances primeramente logrados, fueron la elección y división del terreno experimental, manejo de los animales y el uso del laboratorio de forrajes para obtener el peso y % MS del forraje en pastoreo (muestras).

Teniendo en cuenta que el propósito principal del trabajo fue la producción diaria de leche de las vacas Holsteins x Cebú en pastoreo con la asociación leguminosa-Gramínea y la obtención de muestras de pastos de cada uno de los potreros experimentales para su análisis, en el transcurso de la estancia surgieron importantes aportaciones para complementarlo, realizando las siguientes labores:

- Colecta de muestras *in vivo*:
  - Leche: para determinar las siguientes variables físico-químicas: Densidad, pH, punto crioscópico, grasa, proteína, sólidos no grasos y sólidos totales.
  - Heces: para determinar los contenidos de nitrógeno (NHS, %), fibra en detergente neutro (FDN, %) y fibra en detergente ácido (FDA, %), lignina por H_2SO_4 (LIG, %), cenizas (CEN, %) y materia orgánica (MOR, %).
  - Orina: para determinar la densidad (g/l), pH, el contenido de nitrógeno (NOR, %) y de purinas (PUR, %); esto último para estimar la producción de proteína microbiana, indirectamente.

- Observación del comportamiento de los animales para medir el consumo de la leguminosa y la gramínea, las excretas del animal y la rumia; efectuándolo durante 24 horas. cada 30 días de pastoreo.

• Observación de condición corporal y pesaje de los animales a final de cada ciclo.

Uso de leguminosas para la alimentación del ganado como alternativa a la estacionalidad forrajera.

Entre las tecnologías y alternativas de manejo para hacer frente a la estacionalidad forrajera figuran: el riego, y la fertilización y conservación de forrajes, entre otras; pero se debe considerar que las alternativas más apropiadas dependerán de varios factores, como son el tipo de suelo, disponibilidad de agua e inversión económica. Adicionalmente, se pueden mencionar otras como la complementación con subproductos de la región (cascara de cítricos; u otros subproductos de bajo costo, lo que se justificable su uso en animales en producción que tienen la capacidad de desdoblar estos elemento (Cáceres *et al.*, 1996; Combellas, 1999.). Por lo anterior, una buena alternativa son las asociaciones entre gramíneas y leguminosas. Las bondades y limitaciones para los sistemas ganaderos tropicales, aquí mencionadas han sido discutidas ampliamente, por: Nicholson *et al.* (1994); Escobar (2000), Kú Vera (2000), Pezo *et al.* (2002), Lascano *et al.* (2001), Argel, (2006), y Palma (2005).

Asociación gramínea – leguminosa

Las gramíneas con fertilización o asociadas con leguminosas, además de permitir aumentar la carga animal de 1-6 vacas/vacas/ha, pueden producir entre seis y doce kg de leche por vaca/día y entre 2500 a 17000 kg de leche por hectárea al año.

Múltiples evidencias sugieren que el balance gramínea–leguminosa puede ser influenciado por la aceptabilidad relativa de las especies utilizadas, y que ésta puede variar según la época del año y la presión de pastoreo utilizada (Lascano, 1982).

Por lo tanto, en ciertas asociaciones de gramíneas–leguminosas, alguna forma de aplazamiento y de pastoreo rotacional puede ser utilizado para favorecer la persistencia de las especies más palatables (Lascano, 2000).

Una estrategia de manejo flexible fue propuesta por (Spain *et al.,* 1985). Este autor, para avanzar en la comprensión del manejo de las pasturas mixtas, plantea el ajuste de la carga y la frecuencia de pastoreo dependiendo de dos parámetros del pastizal: a) La carga se ajusta cuando la presión de pastoreo alcanza el límite prefijado; y, b) La frecuencia de pastoreo se ajusta cuando la proporción de leguminosas alcanza el límite seleccionado.

No obstante, la estrategia de pastoreo o alimentación puede variar desde sistemas simples a sistemas altamente complejos. Las formas más apropiadas según (Coates, 1995), vienen determinadas por una magnitud de factores que incluyen:

- La cantidad necesaria de leguminosa para alcanzar una mejora significativa de la dieta total.
- Si el sistema es diseñado para mantenimiento o producción, y el tipo de nivel de producción deseada.
- Depende de la época del año, debido al efecto estacional sobre la cantidad y calidad relativa de gramíneas y leguminosas tropicales en diferentes periodos del año.
- La preferencia de consumo del animal en pastoreo, y la influencia que la época del año pueden causar sobre esta preferencia.

- Beneficios a obtener de una asociación.

Las leguminosas arbustivas presentan diversos beneficios, tales como fuente de leña para uso doméstico, y como barreras vivas rompe vientos, o para controlar erosión en zonas de ladera. Así mismo, tienen gran potencial para mejorar los sistemas de producción de rumiantes, particularmente en zonas subhúmedas (cuatro a seis meses de sequía) del trópico. (Argel y Lascano 1998).

Al asociar la leguminosa arbustiva con la gramínea podemos obtener beneficios como:

- Incremento de la productividad de la biomasa total en las praderas, logrando una mayor carga animal por unidad de superficie ya que las especies arbustivas producen más biomasa que las herbáceas, toleran mejor el mal manejo y tienen la capacidad de rebrotar y ofrecer forraje de buena calidad en localidades con sequías prolongadas (Argel y Lascano 1998).

- Incrementar la calidad nutritiva de la gramínea y de la pradera en general, por su actividad fijadora de nitrógeno ambiental y el reciclaje de nutrientes, reflejándose esto en un incremento de la producción animal al tener disponible una dieta mejor balanceada.

- Proporcionan un medio ambiente confortable para los animales en pastoreo y la biodiversidad (plantas y microflora del suelo) existente en la pradera, al reducir la radiación activa y proporcionar sombra, incrementar la humedad del suelo para la absorción e incorporación de nutrientes, establecer el complejo simbiótico con la microflora edáfica, y reducir las corrientes de aire en épocas de invierno, lo que obviamente ayuda a que tanto forrajes como animales manifiesten, su mayor potencial productivo de manera más sostenible.

- Las gramíneas son especies que no fijan nitrógeno al suelo, pero sí lo demandan en alta cantidad, y para ello, uno de los componentes más apropiados es la asociación con arbustos fijadores de nitrógeno como son las leguminosas arbustivas (Faría-Mármol y Morillo, 1997).

A pesar de los beneficios mencionados, producto del empleo de leguminosas, algunas investigaciones no han mostrado resultados positivos. Por ejemplo, se reportó una caída de -6% tanto en la ganancia de peso vivo total como en la individual, cuando incluyó *Pueraria phaseloides* como banco de proteína en un pastizal de *Brachiaria decumbens*. Es posible que el bajo consumo de *P. phaseloides* haya sido por efecto de su baja palatabilidad, lo que ocasionó un aumento en el consumo de la gramínea, enmascarando el posible efecto benéfico de la leguminosa (Pinedo, 1986).

Desventajas

A pesar de sus beneficios, las leguminosas también poseen factores anti nutricionales. Estas sustancias les confieren protección contra sus depredadores naturales, en la mayoría de los casos la reacción de los animales ante la ingesta de dichos componentes, no es violenta, es un efecto atenuado que se presenta con la ingesta prolongada de los mismos, presentando baja palatabilidad, por efecto de compuestos químicos tales como los taninos, de los cuales se han registrado efectos tanto benéficos como detrimentales. Sin embargo la presentación de dichos efectos se verá directamente relacionada a diversos factores como: concentración y naturaleza, así como la especie animal que les consume, estado fisiológico del mismo y la composición de la dieta. (Makkar, 2003).

Otra desventaja seria que la mayoría de las especies arbóreas (por ejemplo: *Gliricidia sepium, Guazuma ulmifolia, Erythrina sp.*, pierden sus hojas durante los meses de febrero y marzo que corresponden a meses secos y críticos de abastecimiento de forraje (Muñoz, 2003).

Generalidades de leguminosas arbustivas para la alimentación del ganado

En leguminosas tropicales para pastoreo, antes de obtener una mayor producción, lo prioritario es encontrar especies con alto nivel de utilización y persistentes; en leguminosas para corte o de grano, la cantidad y calidad del material comestible es de primera importancia; mientras que en árboles y arbustos la persistencia a largo plazo, la cantidad y calidad del forraje utilizable junto con la accesibilidad y la facilidad de cosecha, constituyen aspectos esenciales (Coates, 1995).

Particularmente las especies como el cocuite (*Gliricidia sepium*), leucaena (*Leucaena leucocephala*) o colorin o moté (*Eritryna poepigiana*) son plantas que han sido utilizadas en la alimentación animal en el trópico. En México existe una fuerte necesidad por encontrar especies de leguminosas arbustivas que suplan a *Leucaena leucocephala* en los lugares o sitios con suelos ácidos en los cuales esta especie no prospera (Enríquez-Quiroz, *et al.*, 2003).

- Consideraciones generales de la leguminosa *Cratylia argentea*:

Descripción botánica

El género *Cratylia* pertenece a la familia Leguminoseae, subfamilia Papilionoideae, tribu Phaseoleae y subtribu Diocleinae; crece en forma de arbusto pero puede convertirse en liana de tipo voluble cuando está asociada a plantas de porte mayor. Ramifica desde la base del tallo y se reportan hasta 11 ramas en plantas de 1,5 a 3,0 m de altura. Las hojas son trifoliadas y estipuladas, los folíolos son membranosos o coriáceos con los dos laterales ligeramente asimétricos; la inflorescencia es un seudoracimo nudoso con seis a nueve flores por nudosidad; las flores varían en tamaños de 1,5 a 3,0 cm con pétalos de color lila y el fruto es una legumbre dehiscente que contiene de cuatro a ocho semillas en forma lenticular, circular o elíptica (Argel y Lascano 1998).

Cratylia argentea es un arbusto del género neotropical que se encuentra distribuido en forma natural al Sur de la cuenca del río Amazonas, y al Este de la Cordillera de los Andes, abarcando parte de Brasil, Perú, Bolivia, y la cuenca del Río Paraná al Noreste de Argentina (Queiroz y Coradin, 1995). (Pizarro, 1995), señalan que la alta retención foliar, particularmente de hojas jóvenes, y la capacidad de rebrotar durante la época seca, es una de las características más sobresalientes de esta leguminosa. Esto se debe a sus fuertes raíces, las cuales alcanzan hasta dos metros de longitud y aumentan su resistencia a la sequía, aun en condiciones extremas como las que presentan los suelos pobres y ácidos. Por otra parte, produce abundante semilla y su establecimiento es relativamente rápido cuando las condiciones son adecuadas (Argel y Lascano 1998).

Calidad nutritiva de *Cratylia*

La calidad nutritiva de una planta forrajera es función de su composición química, digestibilidad y consumo voluntario. Resultados de análisis químicos realizados en muestras de leguminosas arbustivas cosechadas en la estación CIAT-Quilichao en Colombia, mostraron que el follaje comestible (hojas + tallos finos) de *C. argentea* (tres meses de rebrote) tuvo un contenido de proteína cruda (23,5%), similar al de otras especies conocidas como Calliandra calothyrsus (23,9%), *E. poeppigiana* (27,1%), *G. sepium* (25,45) y *L. leucochephala* (26,5%) (Lascano 1995).

La digestibilidad in vitro de la materia seca (DIVMS) del forraje de *C. argentea* fue mayor (48%) que el de *C. calothyrsus* (41%), pero menor que *G. sepium* (51%), E. fusca (52%) y L. *leucocephala* (53%) (Argel y Lascano 1998). Wilson y Lascano (1997), aseguran que por su alto contenido de proteína cruda (PC) y bajos niveles de taninos, *C. argentea* es una excelente fuente de nitrógeno fermentable en el rumen.

Estudios realizados en CIAT (Cali, Colombia), se encontró que la digestibilidad in vitro de la materia seca (DIVMS) de *C. argentea* (53%), fue mayor que el de otras leguminosas adaptadas a suelos ácidos como *Codariocalyx giroides* (30%) y F. macrophylla (20%), lo cual está asociado a su bajo contenido de taninos condensados (Lascano 1995).

Raaflaub y Lascano (1995), observaron en estudios de campo que las vacas lecheras rechazaban el follaje inmaduro de *C. argentea* cuando éste se ofrecía fresco, pero que lo consumían si se oreaba. Por lo tanto, se diseñó un ensayo con ovinos en jaulas metabólicas a los cuales se les ofreció forraje (hojas + tallos finos) inmaduro y maduro de *C. argentea* en estado fresco, oreado y seco al sol. Los resultados mostraron que el consumo de *C. argentea* inmadura fresca fue bajo, pero que se aumentó significativamente cuando se oreó (24 o 48 horas) o secó al sol.

El consumo por los ovinos de forraje maduro fue alto independiente del tratamiento post-cosecha. Sin embargo, según Argel y Lascano (1998), es importante indicar que no existe ningún problema de consumo del forraje de C. argéntea en estado inmaduro por vacas lecheras cuando éste se ofrece en mezcla con pastos de corte o con pequeñas adiciones de melaza.

Resultados posteriores confirmaron que vacas en pastoreo con acceso a un banco de *C. argentea* consumían bien el forraje maduro y en menor grado el forraje inmaduro. El bajo consumo de *C. argentea* en este estado inmaduro no es en sí una desventaja, y por el contrario, se considera una gran ventaja para facilitar el manejo de esta leguminosa en pastoreo directo. Argel y Lascano

(1998) indican *que C. argentea* podría ser incorporada en franjas en pasturas con gramíneas para conformar así un sistema silvopastoril.

Utilización por los rumiantes

Para definir el potencial forrajero de *C. argentea* como suplemento de proteína en sistemas de corte y acarreo, se han realizado una serie de ensayos en la Estación CIAT-Quilichao, en los cuales se ha evaluado su contribución en la nutrición de rumiantes alimentados con gramíneas de baja calidad y en la producción de leche de vacas en pastoreo (Argel y Lascano 1998).

Wilson y Lascano (1997), mencionan que en estudios de suplementos hechos con la *Cratylia argentea*, encontraron que esta leguminosa contribuye a aliviar las deficiencias proteínicas de los rumiantes, algo común en la época seca debido a la alta degradación de las proteínas en el rumen.

Con base en los resultados anteriores se diseñaron una serie de ensayos en el CIAT en los cuales se suplementó con diferentes niveles de *C. argentea* y caña de azúcar a vacas lechera en pastoreo (1,5% de MS del PV). Los resultados (Ávila y Lascano, no publicados, citado por Argel y Lascano 1998) mostraron que la complementación resultó en aumentos crecientes de producción de leche (1,2 a 2,2 litros por vaca/día) a medida que se incrementó la proporción de *C. argentea* (0, 25, 50 y 75%) en el suplemento. Sin embargo, la respuesta a la inclusión de *C. argentea* en el suplemento dependió del potencial de producción de leche de las vacas y de la calidad de la gramínea en la pastura. Vacas con poco potencial de producción de leche (3-4 L) no respondieron a la suplementación con *C. argentea*. Tampoco se observó respuesta a la suplementación caña y *C. argentea* cuando la gramínea (hojas) en la pastura utilizada por las vacas tenía niveles de proteína de más de 7% (Argel y Lascano 1998).

Por otra parte, la suplementación (7 a 10 g MS/kg PV por día) de *C. argentea* a vacas en pastoreo en *Brachiaria* tuvo un efecto positivo (8 al 14% de aumento) en la producción diaria de leche durante la época seca y en menor grado (0 a 7 % de aumento) en época lluviosa (Lascano, 1995).

Los resultados muestran que el uso de *C. argentea* como un complemento para vacas de doble propósito, puede suplir un 80% de los requerimientos de proteína del animal que normalmente es suplido con gallinaza y tiene un potencial para producir entre 7 y 9 litros/vaca/día (Ibrahim et al. 1998). Sin embargo, Franco (1997) indica que la suplementación con *C. argentea* durante la época lluviosa no representa una estrategia atractiva de alimentación, debido a que las vacas bajo pastoreo de H. rufa y *B. brizantha* presentan niveles de producción de leche similares a los encontrados en los animales suplementados con *C. argentea*.

Establecimiento

Pizarro, (1995), menciona que la *C. argentea* se multiplica fácilmente por semilla aunque también se puede propagar con material vegetativo. Esta es de muy buena calidad y sin marcada latencia física (dificultad de germinar por dureza) o fisiológica; por tanto no necesita escarificación previa a la siembra. Por el contrario, la escarificación con ácido sulfúrico reduce la viabilidad de la misma.

Una de las principales limitaciones para el uso de leguminosas arbustivas en los sistemas de producción ganadera es su lento desarrollo inicial. El vigor de las plantas es afectado por las condiciones genéticas y la calidad de la semilla, mientras que el desarrollo de las plantas es afectado por el nivel de nutrimentos, humedad en el suelo, profundidad de siembra, riego y por el uso o no de fertilizantes. Existe diferencia en el potencial de crecimiento entre plántulas de *C. argentea* debido principalmente a la calidad de semilla, lo que afecta también el establecimiento de esta leguminosa. Se reconoce que la baja calidad de la semilla podría ser una de las principales limitaciones para su establecimiento. Otro factor que puede limitar su uso es el ataque de plagas (Orozco, 2003).

Siembra

La mejor época de siembra, es en los meses de verano (julio-agosto): después de la época seca, y antes de que inicien las lluvias torrenciales de septiembre-octubre, además de evitar la época de invierno (noviembre-febrero).

La siembra se debe hacer en forma superficial, a menos de 5 cm de profundidad, ya que siembras más profundas pueden causar pudrición de la semilla y retardo en la germinación de las plántulas (Argel y Lascano 1998). Un kg de semilla de C. argéntea tiene entre 4000 y 4500 semillas, de manera que si se siembra a una distancia de 1m x 1m entre plantas y entre surcos, serían necesarios 5 kg de semilla (Argel et al. 2002); se recomienda utilizar esta cantidad de semillas debido a que *C. argentea* pierde rápidamente su poder germinativo, aproximadamente en un periodo de una año. Para el establecimiento de *C. argentea* se han utilizado principalmente dos sistemas de siembra: 1) siembra directa y 2) siembra indirecta en bolsa y posterior trasplante al campo (Orozco, 2003).

Siembra directa

El sistema más frecuente para el establecimiento de la leguminosa en mención, es mediante siembra directa por semilla, después de una preparación convencional del suelo o siguiendo prácticas de mínima labranza como la quema de la vegetación (maleza) con herbicidas no selectivos como glifosato. Este último sistema es común entre pequeños productores de Centroamérica con acceso limitado a maquinaria y que realizan las siembras por el método tradicional de espeque (Argel et al., 2002).

Siembra en bolsa y posterior trasplante

La siembra en bolsa ha resultado ser un método muy seguro para establecer bancos forrajeros de *C. argentea*, ya que el productor tiene mayor control sobre una área reducida, como es el vivero, para observar posibles problemas con las plántulas. Además el productor puede escoger aquellas plántulas con mejor desarrollo y más vigorosas para ser trasplantadas, asegurándose de esta manera el establecimiento de un banco forrajero muy productivo. El trasplante se da una vez que las plántulas hayan cumplido un mes de edad en las bolsas, cuando las plántulas tienen 15 cm de altura y menos de cuatro hojas (Orozco, 2003).

Producción de semilla

La floración de *C. argentea* que es abundante pero poco sincronizada, se inicia hacia el final del período lluvioso en condiciones de trópico estacional con distribución monomodal de la precipitación (por ej. Algunos sitios de Centroamérica). Las plantas pueden florecer el primer año de establecidas, pero los rendimientos de semilla son bajos. La floración se prolonga por uno o dos meses y es común ver la presencia de abejas (Apis melifera) y otros insectos polinizadores. La maduración de 23 los primeros frutos ocurre aproximadamente un mes y medio después de la polinización y se extiende por dos a tres meses más. Por esta razón la cosecha de semilla es un proceso continuo (cosechas manuales una vez a la semana), que puede prolongarse durante gran parte del período seco (Argel y Lascano, 1998).

La semilla de *C. argentea* no tiene latencia, pero puede perder viabilidad relativamente rápido en un año si es almacenada en condiciones ambientales de temperatura y humedad prevalecientes en el trópico bajo. Por ejemplo, en condiciones de Atenas, Costa Rica, con una temperatura media de 24 °C y humedad relativa de 70%, se ha encontrado que la germinación disminuye de 79 a 40% en menos de 8 meses en semilla almacenada al medio ambiente (CIAT, datos no publicados) (Argel y Lascano, 1998).

Gramínea asociada

En producción animal, bajo condiciones de trópico, las gramíneas introducidas y asociadas a una leguminosa cumplen con varios papeles importantes; a saber, son fuente de energía para el ganado, lo cual equilibra la dieta de los animales, con el aporte proteico de la leguminosa. Por otra parte, ya que las gramíneas producen mayores cantidades de forraje, esta característica permitirá que el ganado cubra sus necesidades diarias de consumo de materia seca, aunado a la contribución que haga la leguminosa asociada.

-Pasto Insurgente (*Brachiaria brizantha*)

Es una gramínea perenne, cespitosa, estolonífera, consistema radicular profundo, posee rizomas cortos y abundantes. Forma macollas gruesas que pueden alcanzar hasta 2 metros de altura, posee hojas erectas, largas y levemente pilosas de color verde intenso.

Tiene excelente relación hoja-tallo, Palatabilidad y digestibilidad. Se adapta bien en suelos de mediana y alta fertilidad, responde bien a la aplicación de fertilizantes. Se adapta bien en suelos con pH bajo y tolera suelos con ligera toxidad por aluminio. Precipitación mínima de 700 mm/año y de 0–1800 msnm. Baja resistencia al encharcamiento. Posee antibiosis que lo hace resistentes a Mosca Pinta. Excelente resistencia al pisoteo. Tiempo promedio de establecimiento de 90 a 120 días después de sembrada. La época de siembra es durante la estación lluviosa, con 1 a 2 cm. como máximo de profundidad; al voleo o en surcos separados de 60 cm. y de 30 cm. entre plantas. Germinación de 4 a 20 días después de la siembra.

Tiene una elevada producción de forraje de buena calidad por año. Persistencia al corte y al pastoreo con buena capacidad de rebrote. Resistente a la sequía, conservando buena cantidad de materia verde. Produce 50 Ton/ha/año de materia verde 15-20 ton MS. Carga animal de 2 a 3 cabezas /ha./año. Iniciar pastoreo 90 días después de la siembra o cuando el zacate alcance 70 cm. de altura y suspender cuando alcanza 20 cm. No se han observado casos de foto sensibilidad en becerros, por lo se puede utilizar en el destete.

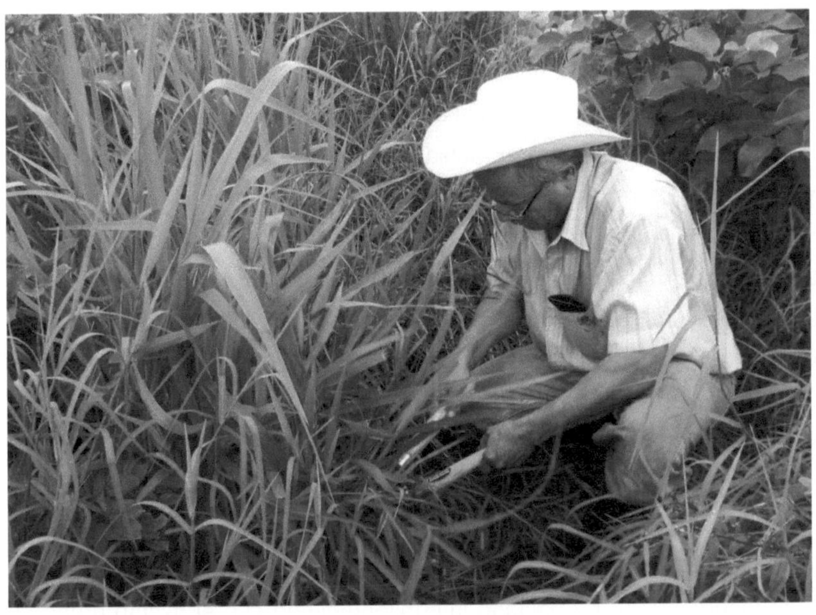

Fig. 3 Realización del muestreo de *B. brizantha* pasto insurgente

PROCEDIMIENTO DEL TRABAJO

- Establecimiento y manejo de las pasturas

Se establecieron 3.2 ha de pasto Insurgente (*Brachiaria brizantha*), en junio de 2007, para lo cual se dio preparación completa del terreno y se sembró al voleo empleando 10 kg/ha de semilla comercial con 70% de semilla pura viva; dicha área se excluyó del pastoreo por 6 meses, y a partir de ese tiempo se ha venido utilizando por diferentes tipos de ganado, principalmente vacas secas próximas a parto.

Hasta antes del establecimiento de *C. argentea*, el pastoreo fue rotacional con tiempos de ocupación de uno a cuatro días y de recuperación de 20 a 40 días. Para el establecimiento de la asociación, se sembró a inicios de septiembre de 2012, semilla de *C. argentea* en bolsas de plástico llenas de una mezcla de arena y estiércol de corral. Las plantulas se regaron regularmente después de la siembra. Las plántulas se trasplantaron al campo cuando tenía unas dos hojas verdaderas, a fines de octubre de 2012. Antes del trasplante, se pastó el potrero a fondo a una altura residual de 15 cm, con un grupo de 70 vacas secas y novillonas y se dividió en dos secciones de tamaño similar, destinándose una de ellas al establecimiento de la asociación. En esta última se aplicó glifosato en bandas de unos 30 cm de ancho separadas a 2.0 m entre sí, y sobre estas se surcó con arado de subsuelo a una profundidad de 70 cm. Sobre este surco, se trasplantaron las plántulas a una distancia de 2.0 m entre sí. A partir del trasplante, la asociación ha permanecido excluida del pastoreo, en tanto que la sección de Insurgente se ha pastado intermitentemente con el mismo grupo de vacas secas y novillonas en número variable. Cada pastura de 1.6 ha se dividirá en seis secciones de igual tamaño, con el fin de realizar el pastoreo rotacional con cinco días de pastoreo y 25 de recuperación, para un ciclo de pastoreo de 30 días. La carga animal que se aplicará será de 4 vacas/1.6 ha, equivalente a 2.5 vacas/ha.

- Manejo de los animales

Se utilizarán ocho vacas multíparas de la cruza F1 Holstein ($\male$) x Cebú ($\female$) que serán seleccionadas del hato de ordeña del Módulo de Doble Propósito del CEIEGT. Dichas vacas tendrán entre 75 y 90 días posparto. Las vacas se ordeñarán una vez al día, sin el apoyo del becerro, por lo cual, recibirán una dosis diaria de 20 U.I. de Oxitocina, para propiciar "la bajada de la leche". Asimismo, recibirán durante el ordeño aproximadamente un kilo de concentrado lechero (16% de PC), más minerales a libre acceso después del ordeño, mientras esperan en el corral a ser llevadas a los potreros experimentales.

Las vacas entrarán a empadre de verano-otoño (agosto-octubre) y según vayan presentando estro, serán inseminadas artificialmente. Diariamente, las vacas, caminarán de ida y vuelta del potrero a la ordeña 1.0 km. La producción diaria de leche se registrará en los vasos medidores de cada plaza de la ordeñadora mecánica tipo "Ruakura". Los animales serán pesados cada 30 días, coincidiendo con el inicio y la finalización de cada periodo experimental; al mismo tiempo se evaluará su condición corporal empleando una escala del uno al cinco.

- Tratamientos y diseño experimental

Los dos tratamientos a evaluar serán: T1, el pasto Insurgente sólo, como testigo; y T2, la asociación Insurgente y *Cratylia argentea*. Se utilizara el diseño permutable reversible con periodo extra, para balancear el efecto residual del tratamiento aplicado en secuencia, de acuerdo a lo recomendado por Lucas (1956). El diseño experimental se describe en el Cuadro 1. El análisis de varianza se realizará siguiendo los lineamientos indicados por Lucas (1956). Cada periodo experimental constará de 30 días, con 25 días de adaptación al tratamiento y cinco días de medición de variables.

Cuadro 1. Diseño experimental permutable reversible con periodo extra que se empleará en el experimento aquí descrito.

Periodo experimental	Secuencia de tratamientos	
	T1 (4 vacas)	T2 (4 vacas)
1 (días 01 al 30)	Insurgente	insurgente/Cratylia
2 (días 31 al 60)	insurgente/*Cratylia*	insurgente
3 (días 61 al 90	Insurgente	insurgente/*Cratylia*

Variables a medir

Durante el periodo de medición, se registrará la producción diaria de leche en kg/vaca y se tomarán alícuotas para determinar las siguientes variables físico-químicas: Densidad, pH, punto crioscópico, grasa, proteína, sólidos no grasos y sólidos totales. Asimismo, se tomarán muestras de heces y orina después de la ordeña de la mañana y por la tarde a las 16:00; estas se unirán en una sola muestra por vaca.

En las heces, se determinarán los contenidos de nitrógeno (NHS, %), fibra en detergente neutro (FDN, %) y fibra en detergente ácido (FDA, %), lignina por H_2SO_4 (LIG, %), cenizas (CEN, %) y materia orgánica (MOR, %). En la orina, se determinará la densidad (g/l), pH, el contenido de nitrógeno (NOR, %) y de purinas (PUR, %); esto último para estimar la producción de proteína microbiana, indirectamente.

En cuanto a las pasturas, dos divisiones de las seis con que contará cada tratamiento, se realizarán estimaciones de la cantidad de forraje (kg/ha) presente, antes y después del periodo de pastoreo, tanto de pasto Insurgente solo y asociado, como de *Cratylia argentea*. En el componente herbáceo, la cantidad de biomasa forrajera se determinará con el método de rendimiento comparativo (Haydock y Shaw, 1975) y la composición botánica de la misma se estimará visualmente con el método de rangos de peso seco ('t Mannetje y Haydock, 1963).

Del forraje de Insurgente cosechado, se tomará una muestra para determinar, por separación manual, la cantidad de lámina de hoja, tallo (tallo más vaina de la hoja) y material senescente y muerto. En *C. argentea*, se determinará también por separación manual, las cantidades de material consumible (hoja más tallo ingerible - <3 mm de diámetro) y tallo no consumible (>3 mm de diámetro).

Después de cosechado y separado en sus componentes morfológicos, el forraje de la gramínea y de la leguminosa, se secará en una estufa de aire forzado a 65 °C por 72 h, y luego se molerá en molino Wiley empleando una criba de 1 mm. En estas muestras se realizarán las siguientes determinaciones: Proteína cruda (PC, %) por el método de Kjeldahl (AOAC, 1990); fibra en detergente neutro (FDN, %) y fibra en detergente ácido (FDA, %), además de lignina por H_2SO_4 de acuerdo a Van Soest *et al.* (1991); y digestibilidad *in situ* (DIS, %) por el método de Ørskov y McDonald (1971).

10. RESULTADOS

Figura 17. Gráfica de producción láctea de vacas experimentales antes del inicio del experimento.

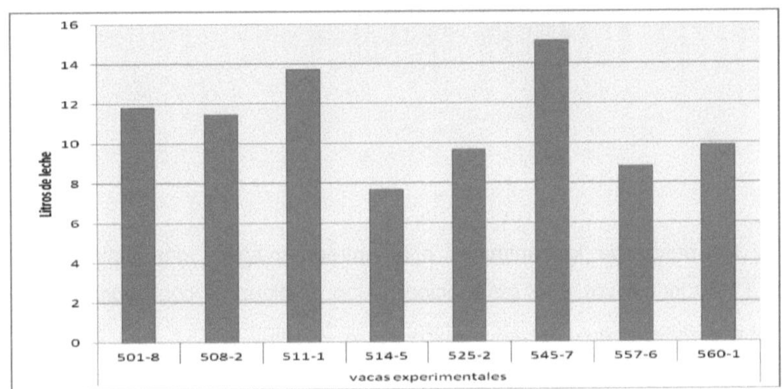

Figura 18. Gráfica de producción láctea de vacas durante el pastoreo en T1 (monocultivo) y T2 (asociación)

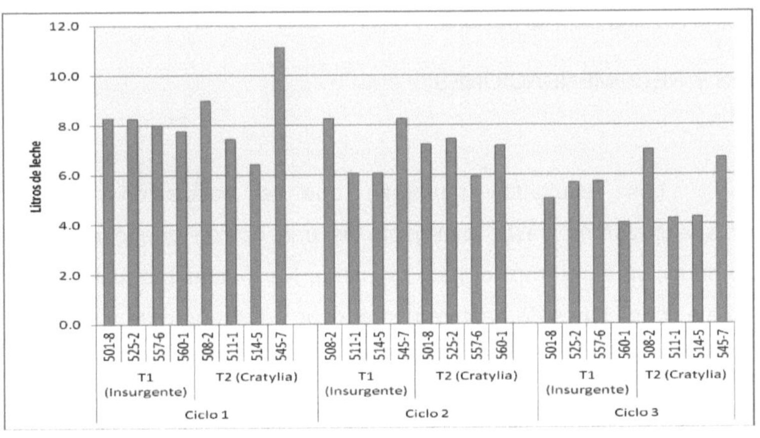

La producción de leche por vaca durante el pastoreo en T1 (monocultivo) y T2 (asociación) mostro ser diferente en los tres ciclos a comparación de la producción de leche antes de pastorear en los tratamientos.

Figura 19.   Pesos de los animales antes y después del pastoreo

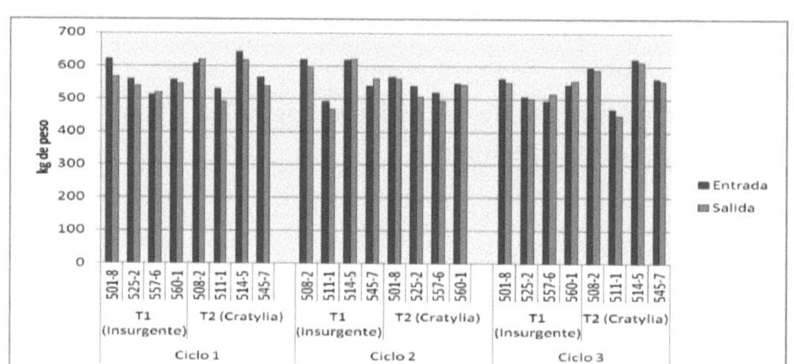

En cuanto a los pesos de los animales a la entrada y salida del pastoreo en los tratamientos T1 (monocultivo) y T2 (asociación), hubo pérdidas de condición corporal en casi todos los animales en la salida del pastoreo de cada tratamiento.

Los análisis del valor nutritivo de los componentes de la asociación y de la gramínea sola, en términos de proteína cruda (PC, %), fibra en detergente neutro (FDN, %), fibra en detergente ácido (FDA, %), lignina (LIG, %) y digestibilidad *in situ* (DIS, %), se determinarán hasta el próximo ciclo de pastoreo.

CONCLUSIONES Y RECOMENDACIONES

Los resultados muestran que la asociación *Cratylia argentea –Brachiaria brizantha* pasto insurgente es una opción que puede ser posible para la producción en el trópico, para mantener los índices productivos de vacas lecheras, bajo condiciones de pastoreo en épocas críticas (lluvias y nortes), con una complementación de concentrado lechero al 16% PC. Esto debido que en la región existen variabilidad en la producción de pastos.

Las recomendaciones que se observan son las siguientes:

- Establecer la leguminosa en suelos bien drenados o en laderas, ya que se adapta mejor a estos relieves y así lograr mayor cobertura foliar y radicular.

- El balance gramínea – leguminosa puede ser influenciado por la aceptabilidad relativa de las especies utilizadas por los animales en pastoreo.

- Establecer la carga animal evitando sobre-pastorear los potreros de *C. argentea*. que ésta puede variar según la época del año y la presión de pastoreo utilizada (Lascano, 1982).

REFERENCIAS BIBLIOGRAFICAS

1. Ara, M. A., M. De La Torre, y C. Reyes. 1998. Investigación en IVITA-Pucallpa. En Taller Internacional sobre actividades de TROPILECHE. 24-26 de Febrero de 1998. Atenas, Costa Rica con leguminosas adaptadas a suelos ácidos. Pasturas Tropicales 13(3).

2. Argel, P. 2006. Contribution of pastures to animal productivity in dual purpose systems. Archivos Latinoamericanos de Producción Animal, ISSN 1022-1301, Vol. 14; 2: 65-72.

3. Argel, P. J. y Lascano, C. E. 1998. *Cratylia argentea* (Desvaux) O. Kuntze: una nueva leguminosa arbustiva para suelos ácidos en zonas subhúmedas tropicales. Pasturas Trop. 20 (1) 37-43.

4. Argel, P., Giraldo, G; Peters, M; Lascano, CE. 2002. Producción artesanal de semilla de cratylia (*Cratylia argentea*) accesiones CIAT 18516 y 18668. CIAT (Centro Internacional de Agricultura Tropical). Cali, CO. 8 p.

5. Cáceres, O., y E. González. 1996. Valor nutritivo del follaje de árboles y arbustos tropicales. II *Leucaena leucocephala* cv. CNIA-250. Pastos y Forrajes 19:277-281.

6. Castillo GE, Valles MB, Mannetje L 't, Aluja SA. Efecto de introducir *Arachis pintoi* sobre variables del suelo de pasturas de grama nativa del trópico húmedo mexicano. Téc Pecu Méx 2005; 43(2):287-295.

7. Coates, D.B. 1995. Tropical legumes for large rumiants. In.D.Mello, J.P.F. and Devedra, C., eds. Tropical legumes in animal nutrition. CAB International. Wallingford, UK. Pp. 191-230.

8. Combellas, J. 1999. Comportamiento productivo de ovejas West African pastoreando pasto estrella (*Cynodon nlemfuensis*) y leucaena (*Leucaena leucocephala*). Revista Facultad de Agronomía Luz. 16:204-210.

9. Diannelis Urbano, Ing. Agr., MSc, Ciro Dávila, Ing. Agr. MSc. Leguminosas arbóreas para optimizar la producción de leche y carne. Instituto Nacional de Investigaciones Agrícola (INIA-Mérida), Universidad de Los Andes. Instituto de Investigaciones Agropecuaria (IIAP).

10. Enriquez Quiroz, J. F., Hernández, G. A., Pérez, P. J., Quero, C. A. R., Moreno, C. J. G. 2003. Densidad de siembra y frecuencia de corte en el rendimiento de *Cratylia argentea* (Desvaux) O, Kuntze en el sur de Veracruz. Tec pecu. Mex. 41(1):71-84.

11. Escobar, A. 2000. Suplementación alimenticia para la ganadería de leche tropical. Principios y estrategias. En: Ed: J. Santos. Alternativas para la intensificación de sistemas ganaderos de doble propósito en el trópico. Memoria de conferencia internacional. Universidad Autónoma de Yucatán. Facultad de Medicina Veterinaria y Zootecnia, Mérida, México. pp: 89-108.

12. F. I. Juárez Lagunes (2004). Evaluación Nutricional de Leguminosas Tropicales.

13. Faría-Mármaol, J. Morillo, D. 1997. *Leucaena*: cultivo y utilización en la ganadería bovina tropical. Ediciones Astro Data, S.A., Maracaibo. 152p.

14. Fernández, T. L.; Castillo, G. E.; Ocaña, Z. E.; Valles, M. B. y Jarillo, R. J. (2006). Características de la vegetación en gramas nativas solas o asociadas con *Arachis pintoi* Ciat 17434 en pastoreo rotacional intensivo. Téc. Pecu. Méx. 44(3)

15. Franco V.M.H. 1997. Evaluación de la calidad nutricional de Cratylia argentea como suplemento en el sistema de producción doble propósito en el trópico sub-húmedo Costa Rica.

16. González A. M.; Valles M. B., Alonso D M A., Castillo G. E.; Ocaña Z E. y Jarillo R J. Efecto del pastoreo de *Cratylia argentea* asociada con *Brachiaria brizantha*-Toledo sobre la calidad de la pastura y ganancia de peso en novillonas Holstein x Cebú, Tropical and Subtropical Agroecosystems, 15 (2012) SUP 2: S1-S11.

17. Humberto Meza Herazo (2006). Revisión general de los aspectos fundamentales de la gramínea *Cratylia argéntea* (veranera). Universidad de Sucre.

18. Ibrahim M., Franco M., Pezo D.A., Camero A., Araya J. L. 2001. Promoting intake of *Cratylia argentea* as a dry season supplement on cattle grazing Hyparrhenia rufa in the subhumid tropics. Agroforestry Systems, 51:167–175.

19. Javier Bernal Eusse. (1991). Pastos y forrajes tropicales, Gramíneas de clima cálido p.323-326, Leguminosas de clima cálido p.417-418.

20. Ku-Vera, J. 2000. Alternativas nutricionales para la intensificación de los sistemas de doble propósito. En: Ed: J. Santos. Alternativas para la intensificación de

sistemas ganaderos de doble propósito en el trópico. Memoria de conferencia internacional. Universidad Autónoma de Yucatán. Facultad de Medicina Veterinaria y Zootecnia, Mérida, México. pp: 109-119.

21. Lascano Carlos E. 1995. Calidad nutritiva de *Cratylia argentea*. En: Pizarro, E. Lascano, C., F. Holmann., F. Romero., C. Hidalgo y P. Argel. 2001. Forrajes tropicales: recursos genéticos para mejorar los ingresos de productores de leche en sistemas doble propósito en el trópico seco. Memorias. XXIX Reunión Anual de la Asociación Mexicana de Producción Animal. UAT, AMPA, GT, UAMAC, VT, COTACYT, CONARGEN, CNM, IICA, SAGARPA. Cd. Victoria, Tamaulipas, México. p. 139-167.

22. Lascano, C., Huamán, H., Villela, E. 1982. Efecto de frecuencia e intensidad de pastoreo en una asociación gramínea + leguminosa sobre la selectividad animal. Programa Pastos Tropicales. CIAT. Aptdo. 6713. Cali, Colombia. Instituto Veterinario de Investigaciones Tropicales y de Altura. Perú. EMGOPA. Brasil.

23. Lascano, C.E. 2000. Selective grazing on grass – legume mixture in tropical pastures. In Lemaire, G., Hodgson, J. de, Moraes, A., Nabinger, C. and P.C de F. Carvalho, eds. Grassland Ecophysiology and Grazing Ecology. CAB International. Curitiba, Parana. Pp 249-263.

24. Makkar H.P. 2003. Quantification of tannins in tree and shrub foliage. In: A laboratory Manual Food and Agriculture Organization of the United Nations/International Atomic Energy Agency (FAO/IAEA). Vienna Austria; 49-53.

25. Muñoz, D. 2003. Conocimiento local de la cobertura arbórea en sistemas de producción ganadera en dos localidades de Costa Rica. Agroforesteria en las Américas 10 (39-40): 61-68.

26. Nicholson, C., R. W. Blake, C. L. Urbina, D. R. Lee, D. G. Fox and F. J. Van Soest. 1994. Economic comparison of nutritional management strategies for Venezuelan dual-purpose cattle systems. J. Anim. Sci. 72:1680-1696.

27. O. A. Valero, E.A. Pizarro y L. H. Franco (1983). Producción de seis leguminosas forrajeras solas y en asociación con dos gramíneas tropicales, Pasturas tropicales – boletín, Vol. 9 No. 1 Programa de pastos tropicales del CIAT. A. A. 6713, Cali, Colombia.

28. Orozco, E. 2003. El arbusto forrajero *Cratylia argentea* cultivar veraniega: una opción excelente para suplementar al ganado durante la época seca. Recomendaciones técnicas. MAG (Ministerio de Agricultura y Ganadería) Segunda edición. San José, CR. 23 p.

29. Palma, G. J. M. 2005. Los sistemas silvopastoriles en la producción pecuaria. Experiencias en la región del trópico seco de México. BIOTAM Serie Especial. pp: 23-31.

30. Pezo, D.A., F. Romero y M. Ibrahim. 1992. Producción, manejo y utilización de los pastos tropicales para la producción de leche y carne. En: Ed: S. Fernández-Baca. Avances en la Producción de Leche y Carne en el Trópico Americano. FAO. Santiago, Chile. pp: 47-98.

31. Pinedo, L.B. 1986. Productividad animal en *andropogun gayanus* bajo pastoreo. reunión de la red internacional de evaluación de pastos tropicales. Potencial del género *Cratylia* como leguminosa forrajera.

32. Pizarro, E. A. 1995. Introducción y Evaluación de leguminosas forrajeras arbustivas en el Cerrado Brasileño. pp. 40 – 49.

33. Prudencio Nogales.-Ensayos preliminares de asociaciones entre gramíneas y leguminosas tropicales forrajeras.

34. Queiroz, L. P. DE y Coradin, L. 1995. Biogeografía de *Cratylia* y áreas prioritarias para coleta. En: Potencial del Género *Cratylia* como leguminosa forrajera. EMPRAPA, CENARGEN, CPAC Y CIAT. Memorias Taller sobre Cratylia realizado del 19 – 20 de Julio de 1995 en Brasilia, Brasil. P. 1 – 28.

35. Raaflaub, M. y Lascano, C.E. 1995. The effect of wilting and drying on intake rate and acceptability by sheep of the shrub legume *Cratylia argentea*. Tropical Grasslands. 29: 97-101.

36. Spain, J. Pereira, J.M. and Gualdron, R. 1985. A flexible grazing management system proposed for the advance evaluation of asociation of tropical grasses and legume. In Proceding of the international Grassland Congress. The Council of Japan, Nishi Nasuno, Kyoto, Japan. Pp. 1153-1155.

37. Valles M B, Cadisch G, Castilo G E. Mineralización de nitrógeno en suelos de pasturas con *Arachis pintoi*. Téc Pecu Méx. 2008 46(1):91-105

38. Wilson, Q. T y Lascano, C. E. 1997. *Cratylia Argentea* como suplemento de un heno de gramíneas de baja calidad utilizado por ovinos. Pasturas tropicales 19: 2 – 8.

39. Zerpa, H. y H. Villalobos (1953). Asociaciones de gramíneas y de leguminosas tropicales. Agronomía Tropical, 3 (2).

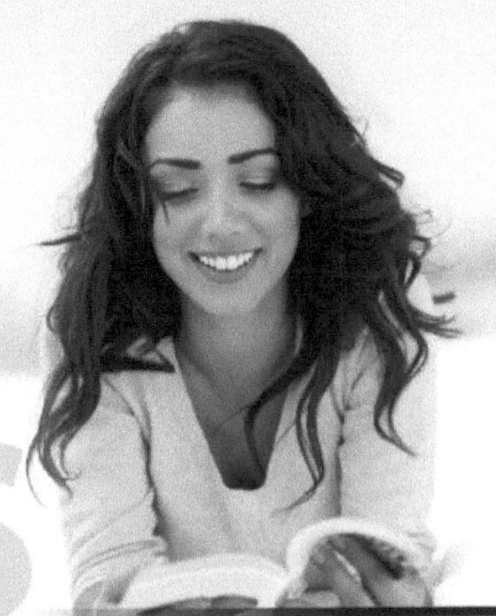

yes
I want morebooks!

Buy your books fast and straightforward online - at one of world's fastest growing online book stores! Environmentally sound due to Print-on-Demand technologies.

Buy your books online at
www.morebooks.shop

¡Compre sus libros rápido y directo en internet, en una de las librerías en línea con mayor crecimiento en el mundo! Producción que protege el medio ambiente a través de las tecnologías de impresión bajo demanda.

Compre sus libros online en
www.morebooks.shop

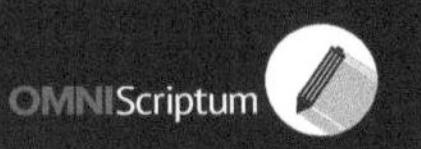

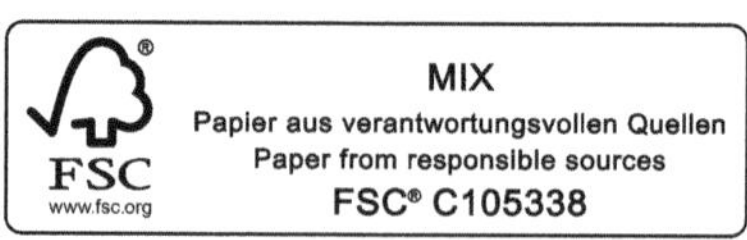

Printed by Books on Demand GmbH, Norderstedt / Germany